Paolo G. Casali

A nord l'isola di Terranova

associazioni quasi libere
tra medicina di oggi e vita di sempre

Sui canali delle televisioni globali, talvolta, può sorprenderci la distanza educata delle rendicontazioni di guerre, stragi e terremoti. Qualunque studio televisivo, naturalmente, si trova sul medesimo pianeta. Ma è forse la distanza tra la nostra tecnologia e la nostra vita di sempre. Così nella medicina di oggi: vi è una tale distanza tra la sua tecnologia e il modo irrimediabilmente uguale in cui il suo paziente continua a morire in un letto di ospedale.

Certo, l'homo sapiens, divenuto razionalmente cosciente del suo destino, sembra innanzitutto un po' adattivo nel mantenere un qualche irrealistico distanziamento soggettivo tra la sua condizione e quella dei suoi simili. Cioè tra la sua condizione di oggi e quella più che possibile di domani. Evolutivamente, però, non difetta di capacità di identificazione, fin dalle aree del suo encefalo con "proprietà specchio". Nella professione del medico l'identificazione con il paziente favorisce una *relazione* più intensa. E una qualche identificazione è inevitabile, per l'ovvia continuità tra gli stati transitori di medico e di paziente: al di là delle illusioni della tecnologia e/o dei meccanismi di difesa. Già Marco Aurelio notava come morissero anche i medici, «dopo avere tante volte corrugato la fronte sui propri malati». Come vivere, tuttavia, osservando quotidianamente, anche solo con un minimo di identificazione, la sofferenza e la morte? In particolare, come fare progetti? Cosa progettare, se la vita è così fragile? Questo può influire sulla vita personale dei medici, come di tanti impegnati nelle *professioni di aiuto*. È probabile che alcuni mestieri favoriscano alcuni tratti di carattere. Si può anche pensare che questi stessi tratti preesistano alle scelte professionali e le determinino a priori. In un gioco di rinforzi, comunque. E alcune professioni potrebbero esserne un po' penalizzate.

O, forse, privilegiate. Perché ciò che esse consentono di vedere oggi sarebbe destinato a essere visto domani. E forse non è bene sorprendersene troppo tardi. Certo, la constatazione della fragilità della vita può paralizzare, e la vita di sempre non è solo fragile. Ma il discorso potrebbe anche essere rovesciato. La stessa fragilità della vita può divenire una buona motivazione in senso positivo: una buona motivazione a non perdere tempo. Il che significa anche fare progetti: che non necessariamente sono fragili in sé, per quanto siano esposti a quella fragilità e da essa stessa, eventualmente, siano stati appunto suggeriti. In fondo, molti nostri progetti possono riguardare persone e/o cose che ci sopravvivranno, almeno per un po'. Cioè, qualunque ne sia il valore obiettivo, i nostri progetti possono "trascendere" i limiti della nostra esistenza. E l'essere umano, dalle culture primitive a quelle più evolute, sembra avere in sé un'incomprimibile ambizione di immortalità: in senso stretto e/o attraverso i figli e/o attraverso le opere. E dunque, perlomeno, ha in sé l'idea, morale, di dover fare. Ha in sé l'idea di finalizzare la vita. Addirittura, a volte, anche al prezzo di metterla in gioco. Si potrebbe dire che sia solo un vantaggio evolutivo per la specie, più o meno come nel paradigma del sacrificio di un insetto sociale. E quella percezione di una tensione finalistica nella nostra vita di sempre sarebbe soltanto una strana conseguenza del privilegio dell'autocoscienza umana: dove cioè un istinto, evolutivamente determinato, troverebbe una sua qualche "razionalizzazione". Viceversa, naturalmente, vi si può leggere il segno di un fine per davvero. Proseguendo con qualcosa di simile a una prova teleologica dell'esistenza di Dio: quell'argomento che, forse fin da Anassagora, scorgendo un ordine nel mondo ne desume un ordinatore. Argomento apparentemente più suggestivo di altri. Come quelli cosmologici, che, con Aristotele, risalgono a una "causa prima" e, più recentemente, hanno anche guardato all'idea del "big bang", riconducibile al fisico e sacerdote cattolico G.E. Lemaître. O come la prova ontologica di Anselmo d'Aosta, intesa a dimostrare l'esistenza di Dio, rispetto al quale «nulla di più grande» si può immaginare, con il fatto di poterne concepire l'idea: scontrandosi però con i «cento talleri reali» di Kant, in cui «vi è di più che nel loro solo concetto».

Una lezione che si impara negli "hospice" è sapersi dare obiettivi vicini nel tempo. Riuscire a fare qualcosa arrivando a sera senza troppi fastidi è già un obiettivo del cui conseguimento essere felici. Il che, in ultima analisi, significa vivere nell'oggi e non nel domani. Come la filosofia stoica e quella epicurea hanno insegnato. Proprio l'assenza di dolore, si potrebbe aggiungere, è al centro del piacere epicureo. È ben noto come le malattie ci facciano scoprire la bellezza delle funzioni quotidiane: vedere, parlare, camminare. Ma è altrettanto noto come quella percezione scompaia rapidamente in caso di recupero. Così, la "mindfulness" incoraggia alla consapevolezza del momento presente, nella sua pienezza. Tuttavia, appagarsi pienamente del presente consentirà poi di preservare una qualche capacità di fare progetti? I progetti si costruiscono nel presente: al domani appartiene solo la loro fortuna. E, nelle parole di Seneca, «il saggio vince la fortuna con la virtù». Se il perseguimento dell'"atarassia" conduceva l'epicureismo a rinunciare all'impegno politico, quest'ultimo era ben compatibile con lo stoicismo filantropico e cosmopolita.

«La porzione di vita che viviamo è esigua», ancora Seneca ricordava, e «tutto il resto non è vita ma tempo»: osservazione spietata di un moralista stoico del I secolo d.C. Così hanno detto in molti. Nella sua cronaca della guerra, alla domanda «la vita, cos'è?» O. Fallaci rispondeva: «È una cosa da riempire bene, senza perdere tempo. Anche se a riempirla bene si rompe.» Poi: «Niente e così sia.» Ogni domanda immediatamente successiva rimane problematica. Ma evidentemente, forse misteriosamente, questo non ci impedisce di tentare di trasformare il tempo in vita.

Al meglio, la medicina può dare tempo: spetta all'individuo decidere come utilizzarlo. E non è certo compito della medicina introdurvisi. Il medico, anzi, dovrebbe essere molto discreto, perché è connaturato nel suo mestiere il rischio dell'abuso di potere. La sua dovrebbe essere soltanto un'occasionale e cauta intrusione nelle "vite degli altri". Anche se qualsiasi vera relazione con il paziente significherà pur sempre una qualche invasione. E comunque il medico non potrà mai disinteressarsi completamente dell'eventuale vita aggiuntiva resa possibile dalla sua medicina. Non potrà disinteressarsi, perlomeno, del come quel tempo in più sia poi suscettibile di essere "riempito". In realtà, si teme molto quella che sarebbe un'incapacità della medicina di oggi di commisurare, ragionevolmente, la quantità alla qualità di vita. Dunque quella che sarebbe un'incapacità di rispettare la dignità della persona.

Si teme molto l'*accanimento terapeutico*. La cui più o meno corrispondente espressione nord-americana *futilità medica* si limita a indicare l'eclatante difetto di efficacia del trattamento. Spesso se ne discute con riferimento a condizioni di compromissione della coscienza. Vi è allora il rischio che la tecnologia possa imporsi, anche solo con i suoi automatismi. Può accadere. In un certo senso, potremmo ritenere una condizione di incoscienza, proprio perché tale, poco rilevante per la qualità della nostra vita. Ma ovviamente questo è opinabile. Inoltre, le possibili alterazioni dello stato di coscienza sono variegate e comunque può esservi il problema degli esiti all'eventuale recupero. D'altra parte, l'esasperazione tecnologica può anche riguardare un paziente in grado di decidere. In questo caso si potrebbe ritenere che non sussista per definizione il rischio di un vero accanimento terapeutico.

Perché naturalmente il paziente stesso potrà rifiutare qualsiasi trattamento che percepisca come un accanimento. E potrà interromperlo, perlomeno, qualora sia un trattamento continuativo. Certo, tutto deve misurarsi con la consapevolezza prognostica: ma la realtà sa farsi conoscere. Oggi, tuttavia, se vi sono tanti casi in cui può presentarsi al paziente con i suoi trionfi, sempre di più ve ne sono altri in cui la medicina si trova a proporgli, essenzialmente, basse probabilità: basse ma non nulle. A fronte di qualche collaterale impatto sfavorevole sulla qualità di vita a breve termine, pur essendo basse, anche molto basse, sono probabilità di esiti notevoli a medio/lungo termine: la guarigione o una ragionevolmente lunga e buona sopravvivenza. Spesso l'efficacia dei trattamenti viene rappresentata mediante indicatori medi. E a volte un vantaggio mediamente esiguo (ad esempio qualche settimana di sopravvivenza mediana in più) riflette realisticamente il limitato valore aggiunto di un trattamento. Ovviamente, però, gli indicatori medi ingannano quando siano la risultante statistica di esiti sostanzialmente differenti: nessun vantaggio per la maggior parte dei pazienti e un vantaggio cospicuo per una piccola parte. Cioè ingannano nella prospettiva decisionale dell'individuo, anche se possono ben avere significato in una prospettiva di popolazione. Perché nella vita può essere perfettamente razionale scegliere basse probabilità: dipende dalle alternative. Così, in questi casi, per non precludere vantaggi importanti ad alcuni pazienti, la medicina di oggi può trovarsi a indurre quella che sarà solo una peggiore qualità di vita senza beneficio per molti altri. Questo corrisponde a incertezze decisionali sempre più quotidiane per il medico. In realtà, ancora sempre di più, può anche configurarsi una problematicità diversa: il conflitto tra l'interesse del singolo paziente e il costo economico per la società (per la popolazione dei sani) dei vantaggi medi di modesta entità. Perché spesso il paziente richiede quelle basse probabilità. Ed è possibile che non le ottenga per motivi economici. E che soffra oggi l'autoritarismo della società, per sottrazione di risorse, piuttosto che quello, per eccesso di trattamento, del medico e della sua medicina tecnologica.

Quindi la tecnologia medica è temuta e contemporaneamente reclamata. Indubbiamente, negli ultimi decenni essa ha conseguito risultati enormi, ben visibili epidemiologicamente così come nella vita quotidiana di tutti noi. E spesso è riuscita anche ad abbattere la lesività e l'invasività, se non la pervasività, dei mezzi. I quali in passato non hanno sempre potuto o saputo sfuggire a qualche aggressività: come è facilmente apprezzabile passeggiando per i musei della medicina. Tuttavia, mentre gli anni di vita dei pazienti aumentano, la medicina di oggi spesso non può impedire un qualche deterioramento della qualità di vita almeno in prossimità della fine. Ovviamente, la stessa tecnologia medica e poi il "welfare" sono in grado di dare supporto alla disabilità, e con ciò la qualità di vita un po' migliora. D'altra parte, il bilancio tra quantità e qualità di vita sembra destinato a rimanere problematico anche nella medicina dei prossimi decenni.

Perlomeno, la medicina tecnologica ha concorso a distruggere l'idea di una qualsiasi forma di "kalós thánatos". In effetti, la tecnologia sembra privare il momento della morte, per le circostanze in cui tende a verificarsi, di qualsiasi possibile significato. Dopotutto, anche lo stesso termine "eutanasia" rinvia ad altro. E la morte «proibita» di P. Ariès sembra negare ogni forma di morte precedente: più o meno «addomesticata», più o meno romantica, più o meno eroica.

In realtà, non vi è un motivo razionale per cui l'attimo della morte, propriamente, debba essere "bello". Assumendo realizzata, a tutt'oggi faticosamente, la condizione di averlo liberato dal dolore. È la vita che dovrebbe essere bella. Nel *Deserto dei Tartari* lo spazio eroico riservato da D. Buzzati al suo tenente Drogo sarà solo nell'ultima battaglia personale con la morte: non in guerra ma, stoicamente, nella stanzetta di una «locanda ignota, al lume di una candela». Molto più importante è però quanto l'ormai maggiore Drogo deve constatare poco prima: che la battaglia attesa per anni da un'intera guarnigione, inesorabilmente superata dai tempi, sarà combattuta da altri, giunti, meno aristocraticamente, per caso e all'ultimo. Per Buzzati la Fortezza Bastiani poteva anche essere la redazione del *Corriere della Sera* (e chiunque lavori in un ambiente appena totalizzante trova nel romanzo i mille meccanismi più o meno quotidiani delle istituzioni forti). Comunque, che si tratti della vita in quanto tale o della vita lavorativa, quello che ne può divenire il significato andrebbe cercato nell'oggi, nella quotidianità dell'oggi, non nel domani. Tuttavia, è difficile fare qualcosa nel mondo senza soffermarsi a sognare qualche tipo di domani nel deserto dell'oggi. Cioè senza spendere un po' dell'oggi a sognare qualche battaglia, piccola o grande, per il nostro domani ipotetico. Anche con ciò rendendo bella la nostra vita di sempre.

Se gli animali sono determinati a mangiare e riprodursi, si potrebbe sostenere che, in ultima analisi, non troppo diversamente siano determinati gli esseri umani dal loro inconscio istintuale. Del cui imbrigliamento culturale pagherebbero un prezzo: il "disagio della civiltà" secondo Freud. Ma è innegabile che quella stessa civiltà conduca gli individui, con la loro razionalità, a darsi scopi drammaticamente trascendenti l'aggressività e il sesso. Fino a esiti che, naturalmente, sanno essere sublimi. Può essere uno dei segreti evolutivi dell'homo sapiens e, quindi, solo il prodotto di un assurdo scherzo filogenetico. Può darsi. Eppure, nei momenti di tristezza infinita che tutti dobbiamo sperimentare, almeno qualche volta prima o poi, dedicare la vita a qualcosa è tra le non molte risorse in grado di salvarci.

Si potrebbe definire "amorale" chi non dia una regola, una qualsiasi regola, alla propria esistenza. Anche questo, tuttavia, significherebbe una scelta morale. Nelle parole di Sartre: «Devo sapere che se non scelgo, io scelgo comunque.» Ma esplicitare è importante. Perché nella scelta morale vi è ovviamente il valore sostanziale della soluzione di un "aut aut" kierkegaardiano, ma vi è inoltre il valore metodologico dell'esplicitazione. L'esplicitazione di una scelta morale, come di qualsiasi decisione, ci consente di elaborarla razionalmente e ci aiuta ad attuarla con qualche coerenza. Raccomandava Seneca al suo discepolo: «Fai tua finalmente una regola di vita e a essa conforma tutta la tua esistenza.» La predicazione di Sartre alla gente di Parigi, nella Salle des Centraux, è di secoli più tardi, la sera del 29 ottobre 1945, subito dopo una guerra mondiale: «Prima di viverla, la vita, in sé, è niente, ma sta a voi darle un senso, e il valore non è altro che il senso che scegliate.»

Più prosaicamente, se gli antichi stoici dicevano che nella vita l'uso del tempo è tutto, oggi i manuali di "time management" dicono esattamente la stessa cosa. Un filosofo stoico sarebbe stato soddisfatto nell'assegnarsi degli "scopi", degli "obiettivi" e dei "compiti", come nella manualistica per i manager. Ma un manager comprenderà di fare con ciò delle scelte di vita? In quei manuali si può ben leggere l'invito filosofico a chiedersi cosa fare della propria vita, prima di riorganizzare la propria scrivania. Nonostante il genere letterario, che, molto erroneamente, si potrebbe ritenere minore.

In qualche modo è filosofia "pratica", che Aristotele distinse dalla filosofia "teoretica". E che forse, dall'Agorá di Atene in poi, è destinata a perdersi o ritrovarsi in rapporto a quanto la filosofia stessa muova dalla città alla scuola o viceversa. Già Seneca poteva dire: «Ciò che era filosofia è divenuto filologia.» Essendo però giudicato «poco preciso in filosofia» da Quintiliano. Proprio nella medicina di oggi si prospetta la "consulenza etica", per conciliare la decisione clinica con le scelte di vita del paziente. Scelte che si assume di dover aiutare a esplicitare, nel momento difficilissimo della malattia, perché il cittadino di oggi potrebbe non avere avuto occasione di farlo in precedenza.

Forse era molto diverso nell'Agorá, alle origini della

cultura europea? Quando la città era la città, e possiamo immaginare che al cittadino, passeggiandovi, capitasse più facilmente di conversare con il filosofo. Come, tuttavia, potremmo dunque immaginare ancora capitasse in qualche caffè della Rive Gauche nella Parigi del dopoguerra. Che capitasse soltanto a qualcuno, naturalmente: ma ciò era vero anche ad Atene. Invece, non può più capitare nelle città di oggi, definitivamente? O forse può nuovamente capitare in spazi "virtuali", che peraltro non sono necessariamente per pochi? Una città virtuale potrebbe assomigliare a una città ideale. Può essere difficile crederlo guardando alla violenza delle odierne discussioni virtuali. D'altronde, anche gli ateniesi, nel 399 a.C., condannarono a morte Socrate.

Lo stoicismo seguì il tramonto della "polis", in tempi di globalizzazione. Sul piano psicologico, vi si può leggere una difesa esistenziale dell'individuo di fronte all'incertezza sulla propria condizione e sul mondo intorno. Scriveva lo psicoanalista C.L. Musatti come forse nessuno quanto gli stoici abbia «tanto fortemente sentito questo aspetto tragico della vita, questa precarietà e fragilità di quelli che si considerano i suoi beni». Certo, soprattutto oggi, la soluzione stoica può apparire debole e in qualche modo ingenua. Pensando alla neuropatologia e alla psicopatologia, anche solo grossolanamente, è inevitabile riconoscere che in presenza di alcune malattie possiamo perdere la nostra scelta morale: che quindi sarebbe difficile assumere come nostra perennemente, a prescindere dagli accadimenti. Pensando poi alla psicoanalisi e alla biologia, ancora solo grossolanamente, è inevitabile che essa ci appaia nostra solo casualmente, essendo condizionata dal nostro passato e dai nostri geni: dal passato che ci sia accaduto di vivere e dai geni che ci sia accaduto di ricevere. E, tuttavia, vi sono alcune pagine dello stoicismo romano che, pur certamente non risolutive, ci possono essere definitivamente vicine. Forse non saranno necessariamente vicine al filosofo di oggi, ma possono essere vicine alla persona di ogni epoca che sia alla ricerca di qualcosa a cui ancorarsi nell'estrema debolezza della vita. Seneca racconta come al conquistatore Demetrio, che lo aveva privato di tutto, Stilpone potesse dire: «Tutti i miei beni sono con me.» Cioè «la giustizia, la virtù, la prudenza, la stessa idea di non ritenere un bene ciò che ci possa essere tolto». Dunque le convinzioni personali, i valori, la coscienza morale. È qualcosa che vorrebbe poter affermare chiunque di noi in talune circostanze della vita. Indubbiamente, se l'"adiaforia" stoica significa essere indifferenti verso quanto ci possa essere tolto, oggi sappiamo che tutto ci può essere tolto, davvero tutto. E, comunque, sappiamo che davvero nulla è meritatamente nostro. Ma fino a un certo punto, così che nella nostra vita di sempre la scelta dell'"areté" stoica può ancora essere pragmaticamente più solida di molte altre.

È difficile negare che proprio la medicina di oggi abbia ulteriormente contribuito a incrinare ogni certezza in ciò che sarebbe più nostro e quindi si vorrebbe non perdere mai. Quei timori di una perdita di dignità della persona ammalata nella medicina tecnologica di oggi, tra i suoi possibili accanimenti, sono anche questo.

In realtà, la medicina, accusata di trascurare la *qualità*

di vita, negli ultimi decenni ha molto tentato di studiarla. Ha innanzitutto pensato a "misurarla": usando cioè quello strumento fondante del metodo scientifico che è la misurazione. Oggi, dunque, la ricerca clinica intende confrontare le opzioni diagnostico-terapeutiche anche misurando le differenze in qualità di vita, come misura quelle in sopravvivenza. Non è così semplice, tuttavia. Innanzitutto, è difficile dire a cosa corrispondano esistenzialmente delle differenze numeriche in qualità di vita o anche solo quando esse comincino a essere rilevanti. La sopravvivenza è assai più intelligibile: pur con i limiti degli indicatori statistici, è ben comprensibile il fatto che una terapia faccia vivere dieci mesi, oppure dieci giorni o dieci anni, in più. Inoltre, l'essere umano tende ad adattarsi quasi a qualunque nuova situazione. E la sua qualità di vita non riflette tanto un determinato stato in sé quanto, con il passare del tempo, il suo adattamento a quello stato. Un ricco che perda tutto il suo denaro e si adatti alla povertà potrà avere una buona qualità di vita anche da povero: ma, potendo scegliere, pochi riterrebbero questo un buon motivo per preferire la povertà. Infine e soprattutto, sfuggire alla morte significa in linea di massima la stessa cosa per chiunque. La qualità di vita, invece, è soggettiva: perdere una mano ha probabilmente un significato diverso per un pittore e un corridore, e così perdere un piede. Quindi aggregare misure di qualità di vita di individui diversi può essere utile per decisioni collettive, ma può esserlo assai meno direttamente per decisioni individuali, come sono le decisioni cliniche. E la ricerca clinica è, essenzialmente, lo studio del paziente presente o passato per migliorare le decisioni nel singolo paziente futuro.

Allora ci si dovrebbe rivolgere a descrivere, oltre che misurare, la qualità di vita, in particolare mostrando possibili aspetti non scontati suscettibili di condizionarla nei singoli pazienti. Lo studio della qualità di vita dovrebbe "narrare" la malattia ai pazienti futuri: perché possano decidere consapevolmente, informati non soltanto della quantità di vita attesa. Oggi, viene esplorata una medicina definita "narrativa", che sottolinea la dimensione dell'ascolto dell'esperienza del paziente: da affiancare alla dimensione tecnologica che normalmente indirizza la decisione clinica. La narrazione del paziente passato dovrebbe incontrare quella del paziente attuale. Per il ricercatore clinico può non essere semplice: ascoltare è più difficile che misurare. E può non essere semplice per il medico: decidere è più difficile che eseguire.

La decisione clinica dovrebbe dunque considerare quantità e qualità della vita attesa. Assumendo di poter stimare entrambe, non è difficile scegliere un'opzione diagnostico-terapeutica che comporti un vantaggio sia in quantità sia in qualità oppure in una a parità dell'altra. Il problema nasce quando una risulti migliore e l'altra peggiore. In tal caso è necessaria una qualche commisurazione. Come ad esempio, paradigmaticamente, in alcune decisioni oncologiche tra una chirurgia anatomicamente demolitiva e una conservativa che implichi prospettive di guarigione meno favorevoli (la storia dell'oncologia degli ultimi decenni ha apprezzato come una chirurgia ragionevolmente conservativa spesso non peggiori affatto la probabilità di guarire, ma vi sono situazioni in cui ciò può verificarsi). La commisurazione della quantità alla qualità di vita non manca di problematicità metodologiche. E naturalmente non manca di problematicità etiche. Così, si potrebbe dire che al limite estremo della commisurazione vi sia l'eutanasia. Molto prima di quel limite vi è un'infinita varietà di situazioni in cui il paziente può decidere, per una qualità potenzialmente migliore, di rinunciare a qualche possibile quantità: in alcuni casi anche evitando, quindi, quello che potrebbe essere considerato un accanimento terapeutico o quasi. E può accadere che, con buoni argomenti, oppositori dell'eutanasia si oppongano nel contempo a forme di accanimento. Dunque, in qualche modo, rifiutando la commisurazione in un caso e assecondandola negli altri. Naturalmente, il caso dell'eutanasia è appunto estremo e costituisce un problema bioetico a sé. Ma non è mai facile negoziare tra quantità e qualità della vita.

L'*etica clinica* è la disciplina volta ad affrontare al letto del paziente i problemi bioetici: come la clinica individualizza le nozioni della patologia speciale. In questo senso, nei casi singoli l'etica clinica può aiutare a cambiare visuale, anche sorprendentemente, rispetto alla *bioetica*. La cui denominazione fu introdotta nel 1970, dall'oncologo sperimentale V.R. Potter, con un significato ampio. Pur se intesa come bioetica medica, essa si occupa dei problemi morali in quanto tali. Dunque tende facilmente a dividere chi abbia visioni del mondo diverse. Quanto più, invece, ci si muova in termini di etica clinica al letto del paziente, tanto più si parlerà del caso individuale, cioè della singola persona. E allora perfino il bioeticista più strenuamente orientato potrà osservare, ascoltare, fermarsi a condividere qualcosa con quella persona, costretta dalla vita a confrontarsi con un grande problema. Dove le parole potranno forse sembrare "banali", ma non potranno mai essere troppo distanti, e distanzianti, come possono essere gli apparentemente meno banali concetti della bioetica e della filosofia morale: i concetti sedimentati, in allontanamento conflittuale, lungo la storia della filosofia.

Al cui inizio la tartaruga di Zenone di Elea, precedendo sempre il povero Achille, fu subito capace di sorprendere e anche di dividere. B. Russell ricordava come quei primi argomenti di Zenone fossero «seri, ponendo difficoltà la cui soluzione ha richiesto due millenni». Mentre J.L. Borges liberamente annotava alcune successive «reincarnazioni della tartaruga», tra i «tenui ed eterni interstizi di assurdo» del mondo da noi «sognato». Alzandosi e passeggiando, tuttavia, Diogene il Cinico poteva ritenere di avere già smentito l'illusorietà del movimento secondo Parmenide. Pochi secoli dopo, un altro filosofo pratico come Seneca poteva ironizzare sulle conseguenze del non sapersi districare da un sillogismo sbagliato: quando «tutti ti tendono la mano da ogni dove», implorando aiuto per le loro sofferenze. Il pensiero speculativo, tuttavia, sa di non dover avere senso della misura.

E sa di poter generare distanze, divisioni, conflitti. Il cui rischio inizia non appena si scriva su tavole di pietra. Neppure questo è necessario. Socrate e Gesù, due personaggi rivoluzionari per la nostra cultura, non scrissero: ma, agli albori di tale cultura, i cittadini di Atene condannarono a morte Socrate; a Gerusalemme, Gesù ebbe lo stesso destino. Del resto, sentir negare il senso comune produce facilmente fastidio. Storicamente, è indubbio che alla scienza sia spesso accaduto di doversi misurare con ostilità e persecuzioni. Talvolta, anche la medicina di oggi può sperimentare diffidenza e opposizioni.

Naturalmente, come può subirla, il pensiero stesso può generare intolleranza. A. Solženicyn osservava, definitivamente, come l'orizzonte dei «malvagi» di Shakespeare si limitasse a pochi cadaveri perché essi «mancavano di un'ideologia»: «grazie all'ideologia», viceversa, essendo calcolabili in «milioni» le vittime della «malvagità» del XX secolo. In un'accezione del termine, certo, l'ideologia può legittimare i totalitarismi. Perlomeno, forse, la medicina, incentrata sulla sofferenza individuale e sulla relazione personale, potrebbe quotidianamente contribuire all'affermazione dell'idea kantiana dell'uomo «sempre anche come fine e mai solo come mezzo». Nel pensiero dell'homo sapiens, in effetti, è il circolo vizioso della "deumanizzazione" a legittimare molta violenza, disattivando ogni innata empatia. Così, i commoventi progetti di "riconciliazione" dopo conflitti estremi come le guerre civili devono in primo luogo rendere il precedente nemico nuovamente un essere umano. E ancora si ricordano, per l'impossibile implicazione di una relazione umana con il nemico, le surreali tregue del Natale 1914 sul fronte occidentale della Grande Guerra, solo per qualche giorno tollerate da comandi imbarazzati.

Nell'esercizio della propria professione di aiuto, il medico deve soltanto porre la propria tecnologia al servizio del paziente per consentirgli, nonostante la malattia, di realizzare la sua volontà, i suoi obiettivi, i suoi valori.

Così afferma l'etica clinica di oggi. Nel *principialismo* di T.L. Beauchamp e J.F. Childress l'etica clinica si declina efficacemente nei princìpi di "beneficenza", "non maleficenza", "autonomia", "giustizia": che prescrivono, rispettivamente, di fare il bene del paziente, di non fare il male del paziente, di rispettare la volontà del paziente, di perseguire una qualche equità nell'accesso dei pazienti alle risorse disponibili. Sono tutti buoni princìpi, quasi ovvi. Ma non sono necessariamente complementari: possono anche confliggere. A volte ciò che al medico sembrerebbe il bene del paziente non corrisponde alla volontà di quest'ultimo. Altre volte ciò che il medico e il paziente sceglierebbero è troppo costoso perché la società se lo possa permettere, in modo che tutti i malati possano usufruire al meglio di risorse limitate. Si può dire allora che nella medicina di oggi il principio di autonomia sia dominante, anche se mai in senso assoluto. Perlomeno, nulla può essere fatto senza il *consenso informato* del paziente. Ancora oltre è la *decisione clinica condivisa*: che va oltre, cioè, il semplice fatto che il medico sottoponga al paziente una proposta diagnostico-terapeutica e ne ottenga un consenso o un dissenso. La decisione clinica condivisa dovrebbe in quanto tale formarsi e strutturarsi, creativamente, nell'interazione tra medico e paziente. Tra la cultura tecnologica del medico e i valori esistenziali del paziente. Tra ragione e libertà.

Nei singoli casi l'etica clinica può consentire di analizzare il problema decisionale esplicitando il prevalere dell'uno o dell'altro principio nelle opzioni diagnostico-terapeutiche ipotizzate. Può anche aiutare a rielaborare tali opzioni negoziando tra i princìpi stessi: così, forse,

accorciando pragmaticamente la distanza tra la bioetica e
la vita.

Ma per interagire efficacemente con il paziente, nella
realtà difficilissima della malattia, il medico dovrebbe
avere a disposizione un *metodo clinico*. Che fosse accessi-
bile quanto lo è, nella tasca del suo camice, quel diretto
discendente dello stetoscopio inventato nel 1816, da
Laennec, che egli ancora usa con immutata sapienza arti-
gianale, appena insidiata dall'intercorrente evoluzione
tecnologica. Lungo la quale, in realtà, la metodologia clinica, che in definitiva consiste in una metodologia della
decisione clinica, non è mai stata realmente coltivata dai
medici. Non senza eccezioni, che, però, anche nella medicina di oggi faticano molto a farsi strada.

Nel 1959, su *Science*, R.S. Ledley e L.B. Lusted prospet-
tarono l'applicazione in clinica del *teorema di Bayes* e della
teoria dei giochi. Quest'ultima fu introdotta in economia
negli anni Quaranta da J. von Neumann e O. Morgenstern. «Vi sono due giocatori, il medico e la natura», scri-
vevano Ledley e Lusted, il medico dovendo «determinare
la strategia migliore sulla base della propria limitata conoscenza della natura». Nei decenni successivi, lo strumento dell'*analisi decisionale* è stato esplorato e utilizzato
da molti in medicina. A tutt'oggi, però, senza raggiunge-
re, effettivamente, il letto del paziente. A tutt'oggi, cioè, la
teoria "normativa" della decisione individuale in condizioni di incertezza non è riuscita, si potrebbe dire, a influire significativamente sulla realtà della decisione clinica. Per quanto riguarda la teoria "descrittiva" della deci-

sione, d'altronde, A. Tversky e D. Kahneman dimostravano negli anni Settanta alcune "euristiche" che tendono a distorcere i giudizi degli individui. Non ne sono esenti i giudizi dei medici. A cominciare da quelli diagnostici, da cui muoveva l'articolo di Ledley e Lusted. Il metodo della diagnosi clinica dovrebbe fondarsi sul teorema di Bayes: il teorema delle probabilità che fu riconosciuto dal reverendo Bayes, la pubblicazione postuma essendo del 1763 nell'elaborazione dell'amico R. Price, e che fu poi sviluppato dal marchese de Laplace.

Il teorema di Bayes vuole che la probabilità di A condizionata da B, $P(A|B)$, si ottenga moltiplicando la probabilità "a priori" di A, $P(A)$, per il rapporto tra $P(B|A)$ e $P(B)$. Così, una probabilità a priori viene aggiornata in una probabilità "a posteriori" alla luce di nuova informazione. In medicina, concettualmente, il teorema di Bayes dovrebbe essere utilizzato per qualsiasi esame diagnostico: dal più tradizionale (come la mano del medico sull'addome del paziente) al più sofisticato. Per il teorema di Bayes, in particolare, lo stesso risultato di un esame diagnostico in due pazienti diversi comporta una diversa probabilità di malattia in presenza di una diversa probabilità a priori (ovviamente con le eccezioni proprie degli esami senza falsi positivi e/o falsi negativi). Può accadere di dimenticarsene. Immagini simili di risonanza magnetica in due pazienti diversi sembrerebbero dover dire la stessa cosa. Ma non è necessariamente così. Del resto, a parità di nuvole nel cielo, la nostra decisione se prendere l'ombrello potrà essere diversa a seconda della stagione. Ciò facendo, dinanzi a segni del cielo non assoluti, valorizziamo una diversa probabilità a priori che piova. Del tutto analogamente, il medico deve valorizzare la probabilità a priori di malattia nell'interpretazione degli esami di risonanza magnetica di quei due pazienti. Il medico, cioè, deve saper superare il suo senso comune, le sue euristiche, il suo "pensiero veloce" secondo Kahneman: raffinando la sua metodologia diagnostica, la sua metodologia clinica. Il teorema di Bayes richiede dunque di stimare la probabilità a priori di malattia. Richiede poi di stimare quelle che si definiscono "sensibilità" e "specificità" dell'esame diagnostico. Quindi, più o meno quantitativamente, combinando la probabilità a priori di malattia con la sensibilità e la specificità dell'esame saremo in grado di ottenere una probabilità a posteriori. Dato il risultato di un nuovo esame diagnostico, sarà la migliore probabilità di malattia attribuibile nel singolo paziente. Naturalmente, occorre innanzitutto accettare l'idea che si tratti di una probabilità.

La radiologia di un tempo vedeva le cose in maniera un po' sfumata. Era intuitivo che potesse solo suggerire. Con gli anni, invece, tra tomografia computerizzata, risonanza magnetica, tomografia a emissione di positroni e quant'altro, la diagnostica per immagini è divenuta sempre più implacabile, quasi come una telecamera nel corpo umano. E l'endoscopia vi introduce delle vere e proprie telecamere. Sulla stessa linea è la biologia molecolare, a partire dalla conquistata capacità di leggere il genoma, la totalità dell'informazione genetica, nell'era della "genomica". In realtà, anche dopo i trionfi dell'"imaging" e delle "scienze omiche", la medicina di oggi rimane soggetta al teorema di Bayes. Nell'epoca della meccanica quantistica, probabilistica ontologicamente (come già la fisica degli atomi di Epicuro), potrebbe non essere pragmaticamente probabilistica proprio la medicina, per quanto molecolare?

Il teorema di Bayes fornisce anche una buona dimostrazione per assurdo di quanto sarebbe saggio evitare i troppi pregiudizi della nostra vita di sempre. Il teorema di Bayes, infatti, non può modificare una probabilità a priori uguale a zero o uno. Quindi, tranne quando inammissibili logicamente, sarebbe opportuno assumere probabilità a priori mai coincidenti con zero o uno, per consentire probabilità a posteriori che tengano conto del nuovo che si vada conoscendo. Altrimenti anche la più ovvia delle dimostrazioni empiriche non potrebbe modificare un nostro giudizio precedente. È la "regola di Cromwell", secondo lo statistico D.V. Lindley, perché equivale più o meno a ciò che Cromwell scrisse alla Chiesa di Scozia nel 1650: «Vi prego di pensare possibile che abbiate torto.» È ciò a cui ogni scuola dovrebbe educare, nel formare l'individuo a muoversi razionalmente nel mondo con umiltà intellettuale, indipendenza e fantasia speculativa. Ma è difficile: queste sono qualità che rimangono relativamente non comuni. E che infatti possono infastidire: sono ciò che gli ateniesi non perdonarono a Socrate.

B. de Finetti insegnava: «Tutta la statistica soggettivistica si basa su questo semplice teorema del calcolo delle probabilità.» Nella concezione che è detta "bayesiana" la probabilità è intesa come un razionale grado di fiducia nel verificarsi di un evento. Nella visione soggettivistica, in particolare, l'individuo è in sé una variabile e sarà condotto dal teorema di Bayes ad aggiornare alla luce di nuove informazioni un proprio personale grado di fiducia a priori. Nelle parole di de Finetti, la probabilità «non è che uno stato d'animo». La cui esplicitazione può essere concettualizzata nei termini di una "scommessa". Una diversa visione bayesiana tenta di dare oggettività alla stima della probabilità a priori. Mentre, sul versante opposto, nella concezione che è detta "frequentista" la probabilità è la frequenza relativa di un evento in una successione di prove ripetute. All'aumentare delle prove la frequenza tenderà a stabilizzarsi intorno a un valore: così, la probabilità frequentista può essere intesa come una sorta di "limite" della frequenza relativa dell'evento quando il numero delle prove tenda all'infinito. La probabilità diviene allora una caratteristica idealmente oggettiva della realtà. E l'individuo, il soggetto che osserva, scompare. O dovrebbe scomparire.

Nella medicina di oggi, nella medicina degli studi clinici, la statistica medica è nata convintamente frequentista. Utilizzando, a partire dalla metà del XX secolo, i test statistici "di significatività" e "di ipotesi", quali sviluppati nei decenni precedenti, rispettivamente, da R.A. Fisher e da J. Neyman ed E. Pearson. Tale è il fondamento, a tutt'oggi, dell'impianto metodologico della ricerca clinica sull'efficacia dell'innovazione diagnostico-terapeutica in medicina. Uno studio clinico interventistico, un *trial clinico*, è un "esperimento" su un intervento diagnostico-terapeutico: cioè è qualcosa in grado di congiungere la medicina pratica al metodo delle «sensate esperienze» e «dimostrazioni necessarie» di Galileo. Il paradigma "ipotetico-deduttivo" richiederebbe allora di formulare un'ipotesi, dedurne delle conseguenze logiche e verificare queste ultime sperimentalmente. Poi, seguendo K. Popper, le nostre ipotesi sarebbero solo suscettibili di essere temporaneamente "corroborate" se non definitivamente "falsificate", proprio la falsificabilità essendo criterio di demarcazione delle scienze empiriche. Ma i trial clinici sono esperimenti che insistono sul mondo clinico-biologico, che è un mondo probabilistico. Si potrebbe dire allora che in essi una qualche forma di falsificazione sia resa possibile dallo strumento della *significatività statistica*. La quale, in un trial sull'efficacia di opzioni diverse a confronto, si riferisce alla probabilità sotto un'"ipotesi nulla", cioè un'ipotesi statistica di non differenza, di osservare una differenza uguale a quella ottenuta o più estrema. Una bassa probabilità corrisponde a un'elevata significatività statistica. La notazione di questa probabilità, *P*, è divenuta iconica nella ricerca clinica. Solitamente, i trial richiedono un livello di significatività al cinque per cento perché sia "rifiutata" l'ipotesi nulla. Naturalmente è una soglia convenzionale: tant'è che alcuni metodologi vorrebbero irrigidirla, portandola al cinque per mille, mentre altri vorrebbero rinunciare del tutto al concetto stesso di significatività. Del carattere convenzionale di qualsiasi soglia, perlomeno, occorrerebbe sempre essere pragmaticamente consapevoli. Come, a maggior ragione, della distinzione tra significatività statistica e rilevanza clinica: in un trial a elevata numerosità anche una differenza di minima entità nell'efficacia dei trattamenti può essere statisticamente significativa, e viceversa. In questa cornice, pur chiaramente probabilistica, il risultato di un trial tende però ad apparire dicotomico: come fosse un "sì" o un "no" sull'efficacia comparativa di un trattamento in relazione alla significatività statistica. Anche se tutto ciò che il trial avrà osservato potrà sempre essere interpretato liberamente da ogni ricercatore, ogni medico, ogni paziente. E certo lo sarà. D'altronde, nell'impostazione metodologica frequentista un trial non fornisce formalmente la probabilità di un'ipotesi, non fornisce distribuzioni di probabilità di efficacia. Questo avverrebbe invece, secondo un paradigma "induttivo", in una logica bayesiana: quanto osservato nel trial, modificando delle probabilità a priori, renderebbe delle probabilità a posteriori. Tuttavia, in una logica bayesiana si darebbe appunto cittadinanza alla probabilità a priori. E dunque si accetterebbe inevitabilmente una qualche soggettività. Perché si dovrebbe accettare di uscire dai soli dati obiettivi del trial, considerando anche tutto quanto si conosce al di fuori di esso, sempre in qualche misura da interpretare. Diversamente dall'approccio frequentista, che infatti, in maniera controintuitiva, implica che la plausibilità dell'ipotesi alla base del trial non ne condizioni nemmeno la numerosità campionaria (quale calcolata per minimizzarne la probabilità di un risultato falso positivo e quella di un risultato falso negativo). L'impianto originario di questa costruzione metodologica, da Fisher a Neyman e Pearson, pur in presenza di un loro conflitto sul senso stesso dei test statistici, intendeva sottrarsi al teorema di Bayes. Ovviamente è importante conoscere i risultati di un trial come tali, cioè con riferimento soltanto a quanto osservato al suo interno. D'altra parte, sempre di più vengono oggi introdotte nei trial soluzioni bayesiane, ma senza arrivare, in genere, a una vera lettura bayesiana dei risultati: cioè senza fornire stime dell'efficacia dei trattamenti in termini di distribuzioni di probabilità a posteriori. Concettualmente, però, nel momento della decisione clinica il medico e il paziente dovrebbero poter disporre di distribuzioni di probabilità al meglio di tutta la conoscenza esistente. Perlomeno in quel momento sarebbe indispensabile poter usare un linguaggio bayesiano. In realtà, per decidere e informare, di fatto i medici ricavano continuamente delle probabilità di efficacia dagli studi clinici e da tutta la conoscenza biomedica. Ma questo avviene più o meno informalmente. Pazienti e medici possono solo osservare quanto una scelta filosofica vincoli la soluzione di problemi pratici come valutare le nuove terapie e decidere se utilizzarle. Con ripercussioni tangibili per il progresso della medicina così come per le decisioni cliniche quotidiane. Nella medicina di oggi si ha talvolta la percezione di non essere capaci per ragioni esclusivamente metodologiche di utilizzare innovazioni diagnostico-terapeutiche che pur sarebbero accessibili. Tipicamente nelle *malattie rare* e nei *tumori rari*, che per definizione soffrono della mancanza di numeri. La logica frequentista, infatti, fatica ad affrontare il problema dei bassi numeri. Di bassi numeri possono soffrire anche malattie ad alta incidenza, almeno in qualche misura, in un'epoca in cui la biologia molecolare può far sì che esse divengano insiemi di sottogruppi rari. Così come nella medicina di oggi si ha appunto l'impressione di non poter condividere con il paziente le decisioni cliniche quanto idealmente si vorrebbe fare in termini probabilistici. Perché la metodologia statistica della ricerca condiziona i dati in possesso del medico per l'elaborazione della decisione e l'informazione al paziente. La metodologia della ricerca, quindi, condiziona i modi della decisione: condiziona la metodologia della decisione clinica. Potrebbe avvenire il contrario: la metodologia della decisione clinica probabilistica e condivisa potrebbe condizionare la metodologia della ricerca.

Le questioni filosofiche, dunque, sono anche pratiche. Così, i trattamenti medici sono sempre più costosi: lo sono i nuovi farmaci, ad esempio. E i sistemi sanitari potrebbero temere una ricerca clinica che fosse dominata da probabilità bayesiane, vincolate a una dimensione soggettiva potenzialmente esposta anche a pressioni di mercato. La statistica frequentista sembra più oggettiva di quella bayesiana. Ovviamente, la stima della probabilità a priori potrebbe essere ancorata a percorsi di consenso all'interno della comunità medica e/o a qualche criterio oggettivabile. Ma, soprattutto, non si dovrebbe mai dimenticare come anche con l'attuale impianto metodologico i risultati della ricerca clinica, per quanto oggettivamente possano essere forniti, di fatto debbano poi essere sempre interpretati e contestualizzati. Nei modi più vari e soggettivi: quindi, eventualmente, anche più influenzabili da quelle pressioni. E con un'esplicitazione ben minore di quella che si realizzerebbe in qualsiasi cornice bayesiana: quindi con minore trasparenza.

Storicamente, la *probabilità*, al di là della sua definizione cosiddetta "classica" (che la intende come il rapporto tra casi favorevoli e casi ugualmente possibili), nacque già ambivalente: un po' indicando le frequenze e un po' i gradi di fiducia. È un concetto che comparve tardi, solo nella seconda metà del XVII secolo. Nel 1662, con riferimento ai giochi d'azzardo, *La logica o l'arte del pensare* di Port-Royal si riferisce esplicitamente a una probabilità misurabile. I. Hacking ha dettagliato come sia accaduto in pochi anni, intorno al 1660, che in più punti in Europa si giungesse a una nozione di probabilità, per risolvere problemi in campi molto diversi: dai giochi d'azzardo alle rendite vitalizie alle questioni giuridiche. Solo in quegli anni, dunque, per motivi ancora discussi, il nostro pensiero dette cittadinanza al concetto. Quel concetto che, nella medicina di oggi, ogni medico razionale deve quotidianamente utilizzare. E che ogni paziente deve utilizzare, naturalmente, in momenti difficili della vita come sono quelli della malattia.

Anche la teoria della decisione trova le sue radici in quegli anni. La "scommessa" di Pascal, compiutamente pubblicata postuma con i *Pensieri* nel 1670, può essere letta come un'analisi decisionale. La questione riguarda cosa fare nell'incertezza sull'esistenza di Dio. «Ma bisogna scommettere», scriveva Pascal, a richiamare l'eterno problema del dover decidere nell'incertezza. Si potrà vincere o perdere. A seconda della scelta: qualora Dio non esista, si vincerà o si perderà qualcosa che «è finito»; qualora Dio esista, si vincerà o si perderà «un'infinità di vita». Usando il vocabolario dell'analisi decisionale, l'*utilità* può essere intesa come la misura della desiderabilità di un esito per un decisore in condizioni di rischio. Allora si potrebbe dire che l'argomento della scommessa, combinando una qualche probabilità dell'esistenza di Dio con le utilità, conduca a un'"utilità attesa" del vivere da credenti che sarà comunque superiore a quella della scelta opposta. Non si tratta di una dimostrazione dell'esistenza di Dio: piuttosto di un argomento, per quanto variamente criticabile nel merito, sul come decidere di vivere, stante l'incertezza. Più in generale, si tratta di un argomento sul come tentare di risolvere un problema decisionale che debba essere affrontato oggi, qui e ora, nonostante l'incertezza, facendo uso, concettualmente, di probabilità e utilità.

Così, nella decisione clinica si dovrebbe partire da un'esplicitazione delle probabilità. Si può dire che una tale esplicitazione converta una situazione di "incertezza" in una di "rischio" e quindi consenta di decidere in maniera razionale. Ovviamente, ogni probabilità sarà sempre da intendere come una distribuzione di probabilità: a rendere le due dimensioni del rischio e dell'incertezza. Entrambe le dimensioni dovrebbero essere valorizzate nella decisione clinica probabilistica e condivisa. L'esplicitazione delle utilità del paziente potrà poi consentire di considerare anche la qualità di vita nei possibili esiti. Trasportando la teoria della decisione nella metodologia clinica, una modalità per quantificare l'utilità di un esito a qualità di vita intermedia si basa sul rischio che il paziente accetterebbe pur di evitarlo. In linea di principio, qualsiasi decisione clinica problematica diviene allora formalizzabile mediante un'analisi decisionale. Cioè mediante un albero decisionale che rappresenti tutte le opzioni e tutti i possibili eventi conseguenti fino agli esiti finali e sia corredato di probabilità e utilità. Dove l'aritmetica risolverà dunque il problema del paziente massimizzandone l'utilità attesa. Naturalmente qualora l'albero decisionale sia stato disegnato appropriatamente e le probabilità e le utilità siano state inserite correttamente. Ma già la sola impostazione qualitativa dell'analisi, anche quando questa non venga elaborata in forma quantitativamente compiuta, potrà facilitare di per sé il ragionamento clinico e il processo di condivisione con il paziente. Soltanto, occorrono un medico colto e un paziente partecipe.

Spesso vengono sottolineati i fattori dalla parte del paziente in grado di rendere difficoltosa la decisione clinica condivisa: che sono emotivi e cognitivi. Così, si potrebbe temere che le preferenze del paziente siano esposte al rischio di modificarsi nel tempo: quanto irrimediabilmente accettato oggi potrebbe non sembrare più accettabile domani. Ma tutti noi prendiamo decisioni, nella vita di sempre, con il rischio di cambiare idea successivamente. E con il rischio di ogni tipo di errore. È la vita. Certamente il paziente ha il diritto di decidere non in solitudine ma insieme con un medico, che sia disponibile a una decisione clinica condivisa. Questa è tale proprio per i formidabili fattori emotivi e cognitivi che interferiscono nella decisione clinica. Cruciali sono i modi dell'informazione. Che dovrebbe essere un processo con qualche sviluppo nel tempo, non un singolo accadimento, perché informazione non significa consapevolezza istantanea. E il medico non può disinteressarsi della consapevolezza e dei suoi percorsi. Diversamente, un magistrato può forse pensare di ignorare questa complessità. Quindi può capitargli di cercare nella cartella clinica la prova istantanea del consenso informato. Che dovrebbe attestare che il paziente sia stato informato adeguatamente e reso pienamente consapevole. Dati i rischi delle malattie, si potrebbe dover documentare, allora, anche una convincente consapevolezza della morte. Consapevolezza di cui l'essere umano è sostanzialmente incapace ma che, al meglio del possibile, è sempre il risultato di un percorso accidentato. Il magistrato ha il mandato di difendere la società e deve agire sulla base di qualche assunzione convenzionale. Per il suo mandato, il medico deve agire nella realtà: nella realtà del suo paziente. Il che non è necessariamente semplice.

A seguito di una terapia può in alcuni casi verificarsi un effetto "placebo", cioè un effetto vantaggioso indotto da aspettative positive. Analogamente, può verificarsi un effetto dannoso, un effetto "nocebo", indotto da aspettative negative. L'informazione, quindi, può addirittura influire sull'esito dei trattamenti. In generale, la dimensione emotiva è molto importante nell'informazione. Così, il medico non può rinunciare a scorgere i vari meccanismi psicologici che possono attivarsi nel paziente. In situazioni cliniche difficili, come una malattia a evoluzione probabilmente sfavorevole nel breve termine, possono operare meccanismi di difesa contro la consapevolezza prognostica. Dovrebbe il medico "contrastare", se mai possibile, quei meccanismi di difesa? Vi sono peraltro culture, tra cui quelle mediterranee, in cui sembrano meno condivise forme troppo dirette di esplicitazione delle prognosi altamente sfavorevoli. In una medicina globalizzata, dovrebbe il medico adeguarsi sempre a paradigmi culturali propri della medicina nord-americana, essendo questa dominante sul piano tecnologico? Una medicina che voglia attenersi al principio etico-clinico di autonomia deve informare sempre e fino in fondo. Anche quando il medico possa pensare, paternalisticamente, che il "bene" del paziente sia un altro. E infatti, oggi, il paziente riceve sempre un'informazione veritiera sullo stato delle cose. In linea di principio, tuttavia, un paziente potrebbe anche chiedere esplicitamente al medico di non essere informato, almeno e in particolare su alcuni aspetti della prognosi. Il medico potrebbe allora proporgli un consenso al trattamento, adeguatamente illustrato, senza un'informazione completa sugli esiti prognostici. Così ne rispetterebbe la volontà e dunque, da un certo punto di vista, ne riconoscerebbe l'autonomia. Ma, da un altro punto di vista, ne limiterebbe l'effettiva autonomia decisionale. Il caso è molto teorico. Assai più comune è il caso di un paziente che mostri in maniera implicita forti meccanismi di difesa contro una consapevolezza completa di una prognosi altamente sfavorevole. In realtà, sul piano etico-clinico i due casi sono analoghi, anche se purtroppo non lo sono sul piano giuridico: i meccanismi di difesa profondi agiscono inconsciamente. È giusto che il medico decida di "rispettare", in qualche modo, quei meccanismi di difesa, con il rischio di concedere troppo al paternalismo, forse limitando l'autonomia decisionale del paziente? Come spesso accade nell'etica clinica, i medici sanno trovare negoziazioni infinite al letto del paziente, si potrebbe dire nell'unicità della relazione. Probabilmente è la soluzione migliore. D'altronde, una scarsa esplicitazione di tutto questo può privare la discussione bioetica e giuridica di alcuni aspetti di realtà. Mentre quell'unicità della relazione tra medico e paziente è sempre più insidiata dall'intrusione della dimensione legale. Negli ultimi decenni i medici hanno talora lasciato ad altre professioni il compito di dettare le regole della medicina, forse nell'assunzione di poterle infrangere nella pratica clinica quotidiana. Ovviamente così non è, e occorrerebbe tanta interdisciplinarità per discutere in maniera esplicita, franca e socialmente condivisa alcuni problemi della medicina di oggi. Tra cui quello del consenso informato. A tutt'oggi e, in effetti, non soltanto in alcune culture.

Sul versante cognitivo, è banale riconoscere che tutti noi viviamo senza curarci delle probabilità. Nella vita di sempre assumiamo la nostra attesa di sopravvivenza come non troppo aleatoria. Solo quando ci ammaliamo seriamente, cioè in un momento particolarmente critico della vita, veniamo posti di fronte alle probabilità sulla nostra vita e sulla nostra morte. Se all'ingresso delle autostrade dovessimo regolarmente firmare un consenso informato a seguito di un'informazione probabilistica su tutti i rischi del viaggio, forse potremmo poi comprendere meglio le probabilità nel momento della malattia. Ma così non accade (per ora e, si potrebbe dire, auspicabilmente anche in futuro). È possibile aiutare il paziente. Molto si potrebbe e si dovrebbe fare per contribuire a evitare decisioni che siano rese irrazionali dalla stessa informazione. Molto si potrebbe e si dovrebbe fare, cioè, per migliorare l'informazione nei contenuti e nei modi. Peraltro senza necessariamente appesantirla: a volte proprio un suo eccesso quantitativo può di fatto ostacolare una consapevolezza vera. Si potrebbe osservare come attualmente la cultura etico-clinica dell'autonomia, i sistemi di qualità e i timori medico-legali inducano a esasperare sempre di più il dettaglio dell'informazione al paziente. Il che può anche peggiorare la qualità sostanziale della decisione.

Le difficoltà non mancano neppure dalla parte del medico. Il medico deve possedere una grande cultura clinica per poter effettivamente personalizzare la decisione:

considerando in maniera probabilistica tutte le opzioni potenzialmente percorribili nel caso singolo e coinvolgendo un paziente reso sostanzialmente consapevole. In medicina, oggi, la crescita della complessità è impressionante.

Una delle soluzioni al problema della complessità, naturalmente, è l'informatica. La quale consente oggi di andare ben oltre la possibilità, conquistata ormai da molti anni, di recuperare facilmente grandi quantità di informazione medica. Nel 1955 la proposta di un gruppo di studio voluto da J. McCarthy definiva l'*intelligenza artificiale* assumendo la capacità dei computer di simulare «ogni aspetto dell'apprendimento e ogni altra proprietà dell'intelligenza». Si dice che dalla prima partita a scacchi vinta nel 1996, ancora faticosamente, da "Deep Blue" contro G. Kasparov, campione del mondo, sia chiaro che l'intelligenza artificiale sostituirà gli esseri umani in molti compiti intellettuali. Dunque in molti compiti professionali, tra cui quelli medici. In medicina l'intelligenza artificiale si sta dimostrando capace di assistere il medico in diverse prestazioni professionali e anche di uguagliarlo e superarlo. È abbastanza ovvio che questo cambierà la professione. È altrettanto ovvio che una decisione clinica affidata all'intelligenza artificiale può soffrire degli stessi difetti di sempre. In particolare, potrebbe muovere da un'impostazione cognitiva non idonea a una condivisione con il paziente. Certo, si tratta di scegliere cosa chiedere alla macchina, pur non potendosi trascurare quanto quest'ultima sia capace di indurre tacitamente. In generale, si può ipotizzare che il medico sarà in grado di mantenere nella sua professione, così intrinsecamente relazionale, una "presenza" che in futuro l'essere umano tenderà a perdere di più in altri mestieri. Ma quanto saprà poi indirizzare e usare la tecnologia per affermare una decisione clinica probabilistica e condivisa, e anzi per raffinarne la metodologia?

All'intelligenza artificiale appartiene il *machine learning*, definito nel 1959 da A. Samuel a proposito della possibilità di «programmare i computer a imparare dall'esperienza». Come dall'esperienza sa imparare l'essere umano. Come, in medicina, dall'esperienza sa imparare il medico. A partire dalla seconda metà del XX secolo, però, il medico sa di dover imparare non più soltanto dalla propria esperienza ma anche dai trial clinici. Che sono stati concepiti per valutare l'efficacia dell'innovazione diagnostico-terapeutica limitando i possibili errori sistematici e tenendo ragionevolmente conto dell'accidentalità casuale della realtà clinico-biologica. Nel 1996, sul *British Medical Journal*, D.L. Sackett descriveva la *medicina basata sull'evidenza* come capace di integrare «la migliore evidenza» e la «competenza clinica» con le «scelte del paziente»: l'evidenza derivando «specialmente dalla ricerca clinica»; la competenza clinica formandosi «attraverso l'esperienza clinica e la pratica clinica». In generale, la conoscenza medica non è fatta solo di trial clinici, che pure sono lo strumento elettivo per la valutazione di efficacia delle opzioni diagnostico-terapeutiche. La conoscenza medica si fonda innanzitutto su un corpo immenso di solide nozioni biologiche e patologiche. Che ben possono avere, di per sé, anche immediate implicazioni diagnostico-terapeutiche. Poi, vi è la ricerca osservazionale, cioè senza intervento posto in essere dal ricercatore, che può ben incentrarsi anche su quesiti diagnostico-terapeutici. Giustamente, il movimento della medicina basata sull'evidenza ha spesso mostrato quanto i trial abbiano saputo smentire prassi derivanti dai ragionamenti anatomopatologici o fisiopatologici o dall'osservazione. Ma non perché essi abbiano necessariamente una qualità superiore a quella di una nozione anatomopatologica o fisiopatologica, razionalmente utilizzata a fini diagnostico-terapeutici, o a quella dell'elaborazione dell'osservazione: di fatto, anch'essi possono essere di buona o cattiva qualità. E neppure perché, qualora disponibili e di buona qualità, possano in quanto tali essere necessariamente sufficienti a risolvere un problema clinico in maniera immediata. La decisione clinica, infatti, è intrinsecamente complessa, sensibile alle molte caratteristiche della presentazione individuale. E poi è indispensabile tenere conto delle preferenze del paziente. Se quindi in ogni decisione clinica occorre personalizzare, tanto più sarà cruciale considerare qualsiasi frammento di conoscenza disponibile. In effetti, può anche accadere che un grande trial su un "paziente medio" lontano dal paziente attuale sia meno pertinente alla decisione perfino di una buona descrizione di pochi casi assai più sovrapponibili. Il medico deve semplicemente usare al meglio tutta la conoscenza a sua disposizione. Deve essere ben convinto di quanto lo strumento più appropriato per rispondere direttamente e obiettivamente ai quesiti sostanziali della pratica clinica sia il trial clinico. Ma deve anche usare razionalmente l'osservazione, le nozioni biologiche e patologiche e ovviamente la propria esperienza clinica. Purtroppo, però, è rimasto a tutt'oggi alquanto indeterminato, concettualmente, ciò che nella decisione clinica egli possa e debba trarre dall'esperienza clinica, dalla biologia e dalla patologia, dall'osservazione epidemiologica e clinica, dai trial. E rischia ora di restare indeterminato ciò che possa e debba trarre dall'osservazione potente, guidata dai dati piuttosto che da ipotesi, mediata dall'intelligenza artificiale. Naturalmente, i diversi modi di generare conoscenza clinica potranno evolvere e anche fondersi innovativamente. Mentre il mondo dei *big data* si espande, per volumi e varietà. Accanto ai dati forniti in quantità impressionante dalla biologia molecolare di oggi, vi sono i dati clinici convenzionali resi ora massivamente disponibili dalle cartelle cliniche elettroniche. Il che può dilatare enormemente l'ambito della classica osservazione clinica. E possono aggiungersi anche dati non primariamente clinici. Certo, la qualità dei dati può divenire un problema: non necessariamente la loro quantità compensa un eventuale difetto di qualità. Ma la qualità dei dati può migliorare. Certo, la nuova conoscenza può essere esposta a errori sistematici che un trial clinico è ben in grado di evitare (a volte, si potrebbe dire, fin troppo). D'altra parte, la verifica di un'ipotesi generale in un trial si riferisce al suo paziente medio, mentre l'osservazione estensiva potrebbe valorizzare le singole presentazioni. Cioè proprio la tecnologia potrebbe aiutare a "rispettare" la complessità clinica: complessità che un articolo del 1997 di A.R. Feinstein e R.I. Horwitz avvertiva essere trascurata da un'evidenza che, nella nuova medicina su di essa fondata, si andava costruendo intorno al paziente medio del trial randomizzato. E la complessità del paziente reale è solo accresciuta dalla biologia molecolare di oggi. Certo, in alcuni suoi strumenti, l'intelligenza artificiale può presentarsi come una "scatola nera". Ma anche il giudizio clinico, con le sue euristiche potenzialmente irrazionali, è da sempre una scatola nera, povero di metodologie esplicite e riproducibili. E vi sono soluzioni per aprire la scatola nera dell'intelligenza artificiale. Finanche assumendo l'*esplicabilità* tra i suoi stessi princìpi etici fondanti secondo J. Cowls e L. Floridi. O utilizzandola per quella *rivoluzione causale* di J. Pearl che vorrebbe rimediare all'«infelice divorzio dalla causalità» operato dalla statistica, inclusa quella usata nella ricerca clinica: divorzio che, quindi, condiziona il ragionamento clinico del medico di oggi. In questo momento, il mondo dell'intelligenza artificiale e l'ormai classica medicina basata sull'evidenza sembrano procedere indipendentemente. Verosimilmente, una loro integrazione creativa potrebbe consentire al medico di domani decisioni cliniche più probabilistiche e condivise. Oppure potrà accadere il contrario: che l'intelligenza artificiale di domani, dal supporto alla decisione alle nuove modalità di generare conoscenza, conduca a una decisione clinica anche meno personalizzata di quella di oggi. È qualcosa che si realizzerà nei fatti, forse implicitamente. Dovrebbe invece essere il risultato di scelte metodologiche. E anche etiche. Assai più che tecnologiche: la tecnologia essendo in pacifica espansione, tra innovazione informatica, innovazione biomolecolare e innovazione diagnostico-terapeutica.

Un'altra soluzione al problema della complessità nella medicina di oggi è la parcellizzazione delle competenze cliniche. I medici possono dominare aree sempre più limitate della medicina e quindi i loro ambiti di specializzazione sempre di più si restringono, moltiplicandosi. Questo riguarda direttamente il paziente, che sempre di più deve rapportarsi con più medici contemporaneamente. Osservando la medicina generale, lo psicoanalista M. Balint scriveva fin dal 1957 sulla «diluizione della responsabilità» e sulla «collusione degli anonimi». Sempre di più, poi, la medicina si esercita "in rete", così che i diversi medici possono anche essere distanti geograficamente. In effetti, le *reti cliniche* tra i professionisti, oggi promosse dalla "telemedicina", possono costituire uno strumento formidabile nel garantire al paziente, dovunque si trovi, l'accesso a tutte le competenze e tutte le tecnologie disponibili: nell'urgenza come nella rarità, nella complessità clinica come nell'assistenza in zone disagiate, nell'ottimizzazione della cura come nella ricerca. Più o meno formalizzate e variamente configurate, le reti stanno creando una nuova dimensione nell'agire professionale del medico. Di fronte a tutto questo, certo, può accadere che qualche paziente scelga di inseguire ancora l'archetipo del grande clinico di altri tempi. E/o che rimpianga il medico di famiglia come era molti anni fa: un medico più rassicurante ma ovviamente meno efficace rispetto al medico di medicina generale di oggi, che tenta di trattare collaborativamente la complessità. È impossibile, tuttavia, tornare indietro, e la moltiplicazione delle conoscenze è solo una buona cosa. Cruciale diviene la *multidisciplinarità*. La cui organizzazione e la cui metodologia pongono problemi nuovi, e ardui, che tutto sommato, ancora, sono stati poco affrontati. Della multidisciplinarità, peraltro, è sempre stato difficile anche obiettivare formalmente l'efficacia: il che, comunque, può essere a questo punto piuttosto superfluo. La multidisciplinarità è innanzitutto una sfida organizzativa, mai facile, che dovrebbe essere multidisciplinare essa stessa: tra ingegneria gestionale e psicologia dei gruppi; tecnologia dell'informazione ed educazione medica; economia sanitaria e diritto. E poi la multidisciplinarità è una sfida metodologica. Se, finora, la metodologia clinica è stata poco esplorata dai medici, tanto più manca una metodologia della decisione clinica collaborativa. La quale dovrebbe essere probabilistica grazie a tante competenze ed essere condivisa con il paziente da tante angolazioni. In definitiva, è solo in rapporto all'evoluzione dell'organizzazione e della metodologia clinica della multidisciplinarità che in futuro si potrà sperare di surrogare, nella verità, l'antica figura del "dottore". Di cui oggi si sente la mancanza.

Vi sono anche requisiti formativi nuovi per il medico della multidisciplinarità. Ed egli dovrebbe avere qualità personali non necessariamente coincidenti con quelle del medico di ieri, potenzialmente autosufficiente. Certamente, dovrebbe avere buone capacità relazionali, oltre che naturalmente verso i pazienti, verso i colleghi. Relazione vuol dire anche affettività, inconscio, conflitto.

Se oggi non esiste più l'antico dottore, vi è indubbiamente qualche perdita per il paziente, ma vi sono anche grandi guadagni. La figura del medico tecnologo di oggi è a volte svalutata e altre volte celebrata. Ma non può che essere la figura di un professionista onestamente al servizio del paziente stesso e delle sue scelte. Un professionista inevitabilmente limitato nell'ampiezza della sua "offerta" ma anche assai affidabile proprio per la specificità di quest'ultima. E forse ancora più disponibile a una decisione condivisa proprio perché, a differenza del medico di ieri non essendo più "onnisciente", non potrebbe agire in modo autoritario o paternalistico anche se lo volesse.

Cioè non potrebbe più pensare di avere in esclusiva, rispettivamente, il potere o il dovere di decidere per il "bene" del paziente. Il quale, quindi, dovrà decidere sempre più autonomamente. Certo con qualche angoscia aggiuntiva. I suoi medici non dovranno lasciarlo in solitudine nel momento della decisione. Ma ogni libertà ha qualche prezzo.

Dunque la medicina tecnologica di oggi è onestamente impegnata nel valutare con obiettività l'innovazione diagnostico-terapeutica. Di cui intende studiare l'efficacia nei trial clinici in condizioni ideali, l'*efficacy*, e anche l'efficacia in condizioni reali, l'*effectiveness*. Quest'ultima dipende dall'efficacy, ovviamente, ma è inoltre sensibile alla qualità del trasferimento tecnologico e alle caratteristiche dei pazienti del "mondo reale". I trial clinici costituiscono una delle grandi rivoluzioni della storia della medicina, compiutasi nella seconda metà del XX secolo: a partire dal 30 ottobre 1948, quando fu pubblicato sul *British Medical Journal* il primo trial randomizzato, sulla Streptomicina nella tubercolosi polmonare, condotto dal *British Medical Council* e ispirato da A.B. Hill. Nell'introduzione dell'articolo si diceva come la storia del trattamento della tubercolosi fosse «ricca di errori dovuti alla valutazione empirica dei farmaci». Da allora la costruzione dell'evidenza di efficacia del nuovo in medicina si basa sui trial clinici. Il trial clinico randomizzato essendo ritenuto ideale. In un trial randomizzato, essenzialmente, un gruppo di pazienti sottoposti a un'opzione diagnostico-terapeutica sperimentale viene paragonato negli esiti con un gruppo, interno al trial stesso, di pazienti sottoposti a un'opzione convenzionale. La formazione dei gruppi è casuale, in modo da proteggere dall'errore sistematico di selezione. I test statistici si occupano poi dell'influenza del caso sui risultati. Il campione può includere decine, centinaia o anche migliaia di pazienti. In qualsiasi tipo di trial i pazienti devono essere pienamente informati. Coloro che non accettino di entrare nel trial riceveranno, al di fuori di esso, un'opzione convenzionale. Ogni trial viene preventivamente soggetto a revisione indipendente, con il coinvolgimento anche di un "comitato etico" (o equivalente). Dovendosi verificare l'appropriatezza scientifica e metodologica del trial, la tutela di tutti i diritti dei pazienti che vi entreranno, i rischi per questi ultimi in rapporto ai potenziali benefici, il consenso informato. Relativamente ai trial randomizzati dovendosi verificare che sussista uno stato di reale incertezza sull'efficacia delle opzioni diagnostico-terapeutiche a confronto, secondo il principio, pur dibattuto e teoricamente problematico, dell'"equipoise". In definitiva, la partecipazione di un paziente a un trial corrisponde indubbiamente anche a una motivazione altruistica verso i futuri malati. Ma può ben corrispondere a un interesse personale, perché il trial utilizzerà al meglio opzioni innovative. Tutto questo appartiene alla logica consolidata dei trial clinici: alla logica consolidata della medicina basata sull'evidenza. È una logica semplice e convincente. Naturalmente, non mancano i problemi. Di cui i medici forse si occuparono poco agli albori di questa nuova medicina, così demandando la creazione delle sue regole a culture e professioni non cliniche. Ancora precludendosi la possibilità di una discussione vera con il mondo intorno su aspetti cruciali della propria professione. Su aspetti cruciali della medicina di oggi.

Più di cinquant'anni dopo la pubblicazione del primo trial clinico randomizzato, lo stesso *British Medical Journal* pubblicò per gioco un articolo sul paracadute, che fingeva una revisione sistematica dell'evidenza disponibile sulla sua efficacia. Naturalmente se ne evinceva la mancanza di trial randomizzati: risultando quindi «puramente osservazionale» l'evidenza a supporto dell'uso del paracadute quando ci si lanci da un aereo in volo. Lo scherzo del paracadute è una provocazione sui limiti della medicina basata sull'evidenza. Perché perlomeno richiama l'inevitabilità di "zone grigie" nell'evidenza: non tutte le decisioni cliniche potranno mai basarsi su trial clinici randomizzati. Comunque, anche quando un'evidenza randomizzata sia disponibile, la decisione clinica non potrà mai basarsi esclusivamente su di essa: semplicemente perché la conoscenza che un medico deve utilizzare per trattare un paziente è sempre molteplice. In effetti, nel 1992, sul *Journal of the American Medical Association*, l'*Evidence-Based Medicine Working Group*, coordinato da G. Guyatt, scriveva programmaticamente come la medicina basata sull'evidenza nascesse per diminuire il peso dell'«autorità»: in favore della nuova «evidenza proveniente dalla ricerca clinica». Si auspicava l'acquisizione da parte del medico di «capacità di esame indipendente dell'evidenza e dunque di valutazione della credibilità delle opinioni degli esperti». Era allora necessario sottolineare il valore dei trial clinici. E, quindi, ai fini della decisione clinica sarebbe stato necessario ridimensionare «l'intuito, l'esperienza clinica non sistematica e il razionale fisiopatologico». D'altronde, si diceva anche che in mancanza di trial randomizzati la medicina basata sull'evidenza avrebbe dovuto non già «favorire il nichilismo» ma aiutare a comprendere la «forza dell'inferenza».

E che «la fisiopatologia» così come «l'esperienza clinica e l'intuito clinico» avrebbero avuto spazio anche nella nuova medicina. Dunque, nelle sue teorizzazioni, la medicina basata sull'evidenza ammette che la decisione clinica debba combinare diversi frammenti di conoscenza, da trovare qua e là, non solo nei trial randomizzati. In realtà, alla decisione devono contribuire i trial clinici rilevanti e deve contribuire la conoscenza rilevante proveniente dall'osservazione clinica ed epidemiologica, dalla biologia e dalla patologia così come dall'esperienza del medico. E, naturalmente, per integrare razionalmente quei frammenti di conoscenza il medico deve usare non contraddizione, causalità, probabilità. Certo, a maggior ragione si richiederebbe che la sua competenza clinica potesse fondarsi su un solido metodo clinico. Tuttavia, mentre negli ultimi decenni la metodologia degli studi clinici è andata raffinandosi in maniera rigorosa, la stessa cosa non è accaduta, né era accaduta in precedenza, per la metodologia clinica. Sarebbe stato e sarebbe compito dei medici costruire un metodo clinico convincente. Come sarebbe stato e sarebbe possibile a partire dalla teoria della decisione, che però, fin qui, ha avuto poco successo in clinica. Anche per questo nell'applicazione della medicina basata sull'evidenza vi è stata un'enfatizzazione dei trial randomizzati, senza troppe mediazioni. Risultandone un grande distacco dalla realtà clinica. Nella quale, appunto, nessuna decisione clinica, in linea di principio, può automaticamente coincidere con la risposta, positiva o negativa, ottenuta da un trial randomizzato, quando disponibile, sull'efficacia di un intervento diagnostico-terapeutico in un paziente medio. Peraltro, l'impianto statistico frequentista dei trial non ha certo aiutato a utilizzarne al meglio i risultati al letto del paziente. Addirittura, almeno nella realtà di questi anni, è talvolta accaduto di perdere di vista la stessa entità del beneficio clinico. Trial attestanti benefici molto piccoli ma statisticamente significativi sono stati interpretati come positivi e tradotti in algoritmi clinici universali: quantunque, cioè, quei benefici non configurassero, si potrebbe dire, una "significatività clinica", perlomeno non necessariamente per tutti i pazienti. Ciò non rende meno vero che oggi siano i risultati dei trial clinici a rappresentare il punto di partenza, per quanto propriamente il punto di partenza, di tante decisioni cliniche. Ed è questa la novità radicale della medicina basata sull'evidenza, come si è definita nella seconda metà del XX secolo.

I trial clinici prevedono numerosità campionarie più o meno cospicue. Quelli a elevata numerosità possono prolungarsi per alcuni anni, già nel corso dei quali conoscenze e tecnologie sono soggette a evoluzioni significative. Inoltre, possono comportare collaborazioni tra molte istituzioni, spesso di vari paesi, con potenziali difformità nella qualità di cura. Soprattutto, possono soffrire di una qualche eterogeneità clinica dei pazienti inseriti. E può essere problematico stabilire quanto i risultati relativi al paziente medio di un trial altamente eterogeneo siano poi applicabili nel singolo paziente attuale. Cioè non è detto che i risultati dei grandi trial siano necessariamente da preferire a quelli di trial più piccoli, se più omogenei e condotti secondo criteri più soddisfacenti sul piano clinico. In altri termini, vi può essere un conflitto tra i requisiti statistici dei trial e requisiti che sono propriamente clinici. Questi ultimi faticano a trovare cittadinanza nelle gerarchie formali della qualità dell'evidenza: nelle costrizioni delle "piramidi dell'evidenza".

A maggior ragione la questione si pone nell'era della *medicina di precisione*, nata con l'esplosione della biologia molecolare, che sempre di più induce a distinguere sotto-gruppi diversi di pazienti. Di cui è difficile ottenere numerosità adeguate nei trial clinici. Anche se è vero che le numerosità necessarie si riducono qualora in tali sotto-gruppi, proprio in quanto costruiti su base biomolecolare, le terapie determinino vantaggi superiori a quelli dimo-strabili nel paziente non selezionato. Spesso non si distin-gue tra medicina di precisione e *medicina personalizzata*. Si potrebbe dire che la medicina di precisione intenda sud-dividere i pazienti in sottogruppi, specifici quanto oppor-tuno, considerando biologia, ambienti e stili di vita. E si potrebbe dire che la medicina personalizzata comprenda tutto ciò ma vada oltre, considerando propriamente la persona nella sua singolarità e nella sua pienezza, dun-que anche nelle sue scelte esistenziali. In questo senso, la medicina personalizzata potrebbe realizzarsi solo nella pratica clinica: consistendo nella traduzione delle cono-scenze biomediche in decisioni cliniche individualizzate e condivise. Allora, quanto la medicina di precisione impe-gna il ricercatore, la medicina personalizzata dovrebbe impegnare il clinico. Anche attraverso un'evoluzione del-la metodologia della sua decisione nella pratica corrente.

Perlomeno, una trasformazione si è compiuta in quella che è l'attesa culturale del paziente di oggi. È una tra-sformazione che distingue profondamente la medicina recente dalla medicina degli albori dei trial clinici. Nella medicina di oggi il paziente si attende in linea di principio una decisione clinica individualizzata e condivisa in tutti i momenti del proprio percorso: non è detto che la ottenga, ma la domanda è chiara. D'altra parte, il paziente che aderisca alla proposta di inserimento in un trial randomizzato sceglie di affidarsi al caso nell'alternativa tra le opzioni definite nel protocollo di ricerca. Sono due o poche opzioni ben esplicitate, che vengono offerte alla sua sovrana autonomia decisionale nel consenso all'ingresso nel trial. Così è, senza alcun dubbio. Ma resta appunto, dopo il consenso, l'affidarsi alla randomizzazione. Indubbiamente, vi sono quesiti diagnostico-terapeutici il cui grado di incertezza è tale da rendere l'affidarsi alla randomizzazione una modalità decisionale più che appropriata nella prospettiva del singolo paziente. I singoli pazienti, però, avranno sempre caratteristiche individuali differenti così come differenti preferenze e differenti atteggiamenti verso il rischio e l'incertezza. Il che, in definitiva, significa differenti combinazioni individuali di distribuzioni di probabilità e utilità. Verosimilmente, la metodologia dei trial dovrà pensare quantomeno ad aggiornare lo strumento della randomizzazione. E dovrà raffinare le modalità con cui affrontare creativamente il possibile errore sistematico in sua assenza. L'intelligenza artificiale potrà aiutare. In generale, poi, si potrebbe dire che siano ancora più lontane da una medicina personalizzata alcune rigidità metodologiche e organizzative che caratterizzano gli attuali protocolli dei trial. In effetti, sarebbe compito dei ricercatori mantenere sempre la ricerca clinica ancorata all'evoluzione culturale della medicina. La ricerca dovrebbe sempre saper essere un'avventura condivisa tra medico e paziente. Quindi anche la metodologia dei trial dovrebbe essere frutto di una condivisione reale tra ricercatori e pazienti. Cioè tra medicina e società civile, con il fine di massimizzare sia l'utilità sociale sia l'utilità individuale. Dall'idea di una medicina che sia basata su un'evidenza derivante dai trial clinici non si tornerà certo indietro: ma la metodologia della costruzione dell'evidenza dovrà ancora evolvere.

Nessun trial clinico, dunque, potrà mai essere inteso come automaticamente risolutivo per la decisione individuale. E ogni trial clinico dovrà sempre essere interpretato. Nella sua polemica sul senso dei test di significatività, lo stesso Fisher, nel 1955, descriveva come i ricercatori avrebbero il dovere di comunicare le loro conclusioni: «in maniera comprensibile, riconoscendo il diritto di altre menti libere di utilizzarle per le loro decisioni». In realtà, gli studi clinici incessantemente pubblicati sulle riviste scientifiche cambiano la pratica clinica solo attraverso l'elaborazione intellettuale della comunità medica. La quale ha concepito "strumenti" di *stato dell'arte* che si interpongono tra gli studi clinici pubblicati e la decisione clinica del medico al letto del singolo paziente. Così, esistono le *linee guida per la pratica clinica*: raccomandazioni cliniche, riguardanti il paziente tipico, elaborate e aggiornate per consenso dalla comunità degli esperti sulla base dell'evidenza. Nelle linee guida, quindi, il "consenso" è il filtro dell'evidenza. Il che conferma di per sé quanto la lettura degli studi clinici possa sempre essere opinabile. Vi sono anche modalità per costruire e misurare questo consenso, così da trasmettere ai medici raccomandazioni rigorosamente condivise tra gli esperti. Ma l'eventuale tentativo di trattarlo scientificamente non rende il consenso meno soggettivo. Non vi è democrazia, rappresentativa o diretta, in cui le elezioni o i referendum producano decisioni, per così dire, oggettivamente appropriate in quanto sostenute da un'ampia maggioranza. Il consenso rimane uno strumento politico. Anche quando usato per risolvere problemi clinici. Che pure appaiono lontani dai problemi politici che impegnano le democrazie. Peraltro, le stesse democrazie sempre di più si trovano ad affrontare problemi in cui la dimensione tecnologica sembra prevalere su quella politica. Dimensione che appunto non elimina l'opinabilità: i cui termini però, probabilmente, potranno poi essere davvero compresi solo dai tecnologi.

Basate sull'esplicitazione dell'evidenza e sul consenso, quelle linee guida formalizzate che la medicina di oggi produce regolarmente hanno un impatto sulla pratica clinica che si vorrebbe sempre maggiore. Per quanto questo impatto possa essere di fatto più o meno rilevante, e peraltro possa non essere facilmente misurabile, esse hanno, innanzitutto, un grande significato concettuale. Perché, culturalmente, segnano la fine della libertà del medico di poter fare riferimento a "scienza e coscienza" in modo essenzialmente autonomo. Forse ne ha sofferto la sua creatività, la quale tuttavia può ben esercitarsi, oggi, proprio nel personalizzare, al letto del paziente, uno stato dell'arte consolidato. Così, di fronte a una stessa presentazione di malattia, pur compatibilmente con le risorse disponibili, in qualunque luogo del mondo la decisione del medico dovrebbe muovere dallo stesso punto di partenza: secondo il consenso, in quel momento, della comunità medica internazionale. Certo, la decisione finale dovrebbe essere personalizzata il più possibile: ma potrà essere diverso il punto di arrivo, non il punto di partenza.

Questo è il grande passo in avanti della medicina basata sull'evidenza. Tra l'altro, esso corrisponde all'avvenuta globalizzazione anche della medicina nel mondo di oggi.

La globalizzazione della medicina ha violato la stessa nozione di quelle che un tempo erano le *scuole mediche*. Per i cui inizi si può risalire agli albori della storia della medicina. Così, già tra le due scuole di Cos e Cnido, nel V secolo a.c., sarebbe possibile rintracciare contrapposizioni della medicina di oggi. Talvolta, in effetti, negli incontri medici si sente ancora parlare di "scuole". Ma l'involuzione delle scuole in medicina è stata inesorabile. In verità, rileggendo i vecchi trattati, si può ascoltarne la vita palpitante (pur essendo facile, con gli occhi di oggi, immaginarne la platea contenuta): si può apprezzarne l'intelligenza e la passione. Potranno essere riconquistate quell'intelligenza e quella passione? Ovviamente, vi sono tante realtà mediche, oggi, che riescono a giocare con intelligenza e passione sul palcoscenico globale. Riescono a mantenere una qualche solidità locale, ma sono capaci di essere influenti nel mondo. Cioè sono capaci di divenire nodi importanti di reti, le quali si fanno sempre più fluide e pervasive. Sono spesso legate a qualche fortunato contesto locale (sanitario, tecnologico, socioeconomico), ma poi giocano nel mondo globale. Certo non così prioritariamente nella loro città.

Della scuola medica di Vienna, una delle grandi scuole della storia della medicina, il premio Nobel E.R. Kandel ha ricordato l'interazione profonda con la città, quando quest'ultima dettava alcune trasformazioni della nostra cultura. Intorno alla metà del XIX secolo, con C. von Ro-kitansky e J. Škoda, quella scuola era stata cruciale nel promuovere la connessione, multidisciplinare e interdisciplinare, tra la clinica e l'anatomia patologica: sulle orme di Morgagni e poi della scuola medica di Parigi, con Bichat e Laennec. Questo coinvolse anche la neurologia e la psichiatria, e proprio a Vienna avrebbe poi avuto luogo la rivoluzione di Freud, che certo si allontanò dall'anatomia ma mai da un'intenzione scientifica. Allora, intorno al 1900, nei caffè e nei salotti viennesi, la medicina di quella scuola fu capace di dialogare con la pittura, la musica, la letteratura. Klimt rappresentava l'inconscio sulla tela, ornando quest'ultima con simboli sessuali e forme biologiche ricavate dalle lezioni dell'anatomista E. Zuckerkandl (il cui nome può ricordare ai medici gli "organi di Zuckerkandl"). La moglie di Zuckerkandl, Berta, giornalista e critica d'arte, teneva uno dei salotti in cui avveniva l'incontro di tutto ciò. È possibile immaginare di riprodurre quei caffè e quei salotti da qualche parte oggi? Oggi un circolo medico può organizzare facilmente delle cene globali vicino a qualche aeroporto: ma, naturalmente, l'oggetto è oltremodo settoriale. All'opposto, cioè, della radicale apertura interdisciplinare della scuola medica di Vienna in quei decenni. Qualsiasi interdisciplinarità sembra difficile, un po' paradossalmente, nel mondo globale di oggi, anche nelle sue espressioni più sofisticate. È una regressione culturale che non potrà essere ineluttabile, anche se è arduo immaginare come superarla, data la parcellizzazione del sapere per l'aumento impressionante delle conoscenze. È una regressione molto diseconomica, in effetti. Perché tanti problemi potrebbero essere affrontati ben diversamente con un miglioramento della nostra attitudine interdisciplinare.

La globalizzazione è un fatto: una semplice conseguenza dell'evaporare di ogni "limes" per l'evoluzione tecnologica. Altrettanto chiaramente è un fatto che essa induca forti resistenze. Che possono originare anche solo da alcune sue implicazioni economiche contingenti, se non addirittura, in realtà, da un suo stesso difetto in senso politico. O che possono viceversa riflettere i nostri consolidati conflitti ideologici: come tra il romanticismo delle nazioni e l'illuminismo cosmopolita. O che possono essenzialmente corrispondere alle difficoltà transitorie di una fase storica di passaggio, come tante nei secoli. Naturalmente, la globalizzazione ha avuto, ha e avrà le sue malattie, incluse malattie in senso proprio. Può darsi, però, che vi sia un limes connaturato in noi stessi, evoluti per essere adatti localmente, non a un mondo globale. Che, d'altronde, la tecnologia rende inevitabilmente tale. Cioè sempre più tale. Del resto, cosa rimane di solo suo, ancora suo, al cittadino ateniese che transiti per l'Agorá di oggi? Da quelle parti, Socrate affermò il privilegio intellettuale del sapere di non sapere; Platone dette vita alle idee dietro le ombre nella caverna; Aristotele irreversibilmente scisse A da non-A; Zenone di Cizio, Cleante e Crisippo insegnarono un'eudemonia morale. Tutto questo, con infinitamente altro, secoli orsono si selezionò per divenire rapidamente patrimonio globale. Come della città universale successiva resta poco che sia solo suo, ancora suo, al cittadino romano di oggi. Quella città che meravigliosamente espone i prodotti nei secoli di alcune epoche definitive: una civiltà pragmatica, raffinata, inclusiva; l'orgogliosa perfezione del bello; il genio drammatico del turbamento di quell'equilibrio. Anche questo è patrimonio globale. E lo fu fin dall'inizio, da quando città lontane mostravano un acquedotto, un arco, un teatro. Eppure, «ma senza di te chi sono io?», domandava alla «lingua mia fedele» C. Miłosz, premio Nobel per la letteratura nel 1980: «nato da genitori di lingua polacca sulle rive di un fiume con un nome lituano».

Nella medicina di oggi non sembrano esservi resistenze alla globalizzazione, innanzitutto perché oggi il mondo della ricerca è globale per definizione. Da lì nasce quella stessa evidenza che, filtrata da un consenso anch'esso tendenzialmente sempre più globale, orienterà la decisione clinica in qualunque ospedale e in qualunque ambulatorio del pianeta. Il problema può soltanto riguardare le risorse. Ovviamente nei paesi svantaggiati, dove l'insufficiente accesso alle cure è solo un aspetto delle disuguaglianze globali. Ma le risorse sono sempre limitate, dovunque. A maggior ragione lo sono in tempi di esplosione dei costi della medicina. Cioè di una medicina tecnologicamente sempre più raffinata, che sempre di più vorrebbe personalizzare (naturalmente, gli abiti su misura costano). Quindi l'accesso all'innovazione tecnologica sarà sempre più problematico anche nelle società affluenti. Un sistema sanitario può usare meccanismi espliciti e razionali di *allocazione delle risorse*. Come può tentare di fare, pur con rilevanti assunzioni anche etiche, attraverso la definizione di soglie di accettabilità economica in termini di rapporto tra costi e utilità: commisurando ai costi, cioè, il beneficio in anni di vita corretti per qualità di vita. Anche quando, per le sue scelte comparative, non definisca soglie esplicite, potranno esservi soglie implicite. E, in relazione alle risorse, l'eccessiva liberalità su un'opzione diagnostico-terapeutica non potrà che comportare qualche parsimonia, eventualmente implicita, su un'altra. I razionamenti impliciti possono anche manifestarsi in forma di lunghe liste di attesa. Nella medicina di oggi, dunque, al di là delle intenzioni, è difficile affermare che la vita non abbia prezzo. Perché è impossibile evitare, nella realtà, scelte di razionamento. Che potranno solo essere più o meno esplicite e più o meno razionali. E più o meno eque, naturalmente. Quindi, la "disponibilità a pagare" viene a limitare, nei singoli sistemi sanitari, l'applicabilità delle linee guida per la pratica clinica formulate dalla comunità medica sulla base dell'efficacia. E ulteriori strumenti basati sulla commisurazione di una tale efficacia ai costi si interpongono sempre di più tra le linee guida e il letto del paziente. Variamente nei diversi sistemi, comunque con la presenza sempre più forte e insidiosa della dimensione economica nella decisione clinica quotidiana del medico di oggi.

Ma a chi competono le scelte di razionamento in un sistema sanitario che sia inteso a garantire una "copertura sanitaria universale"? In questi anni si è talvolta risposto che competano anche al medico, date appunto le buone intenzioni del sistema stesso. Invece, esse dovrebbero sempre riguardare il governo di quel sistema. Certo, il medico deve accettare di porsi il problema dei costi. Può farlo soddisfacendo sempre criteri di efficacia, come è ovvio. Può farlo cercando di ottimizzare la propria prestazione. Può farlo rispettando al meglio i vincoli esplicitamente decisi dal sistema, informandone il paziente. E poi può fungere da consulente dell'amministrazione sanitaria, quando richiesto. Ma nei casi singoli non dovrebbe essere il medico a decidere come razionare, tranne che in circostanze eccezionali in cui ciò si renda temporaneamente inevitabile. La responsabilità del razionamento delle risorse compete al governo politico-amministrativo del sistema innanzitutto per un motivo di principio. Perché, in definitiva, è il decisore politico che ne risponde alla società: il medico deve piuttosto rispondere al proprio paziente. Inoltre, vi è un motivo metodologico. Infatti, manca al medico una visione di popolazione, che appartiene invece al livello politico-amministrativo. Solo una tale visione può consentire scelte comparative razionali. Vi sono paesi in cui l'autorità politico-amministrativa sa esercitare con trasparenza le proprie responsabilità. E il medico può mantenere il dovere esclusivo e il mandato sociale di perseguire, entro margini esplicitati dal sistema, la massima efficacia nel singolo paziente. In altri paesi, viceversa, accade che il decisore politico sfugga a compiti impopolari. Ne può conseguire che le scelte di razionamento debbano essere effettuate, esplicitamente o implicitamente, ai livelli periferici del sistema: anche a livello dei singoli ospedali e/o delle singole unità all'interno degli ospedali. E oggi si comincia a studiare, con preoccupazione, il fenomeno del "razionamento al letto del paziente". A maggior ragione il medico dovrebbe essere ben consapevole di quanto, eticamente e metodologicamente, la sua missione consista nel cercare di massimizzare l'utilità attesa del suo paziente. In qualunque sistema sanitario.

L'idea di utilità richiama la filosofia dell'utilitarismo, dunque un'etica rivolta, secondo J.S. Mill, a «promuovere la felicità», intesa come «piacere e assenza di dolore», il cui desiderio sarebbe «un dato di fatto». L'utilitarismo può essere criticato per il rischio di ammettere anche comportamenti manifestamente censurabili. Concettualmente, comunque, il criterio della massimizzazione dell'utilità dice poco di per sé. L'utilità può coincidere con un qualche tipo di "piacere" individuale, che per Epicuro era «principio e fine della vita felice». Oppure può essere la «massima felicità divisa nel maggior numero» dell'illuminismo milanese di Beccaria e quindi dell'utilitarismo inglese di Bentham e Mill. Mentre l'utilitarismo non "dell'atto" ma "della regola" prescrive, nelle parole di J.C. Harsanyi, quella «regola di comportamento che se fosse seguita da tutti produrrebbe nel lungo termine la massima utilità sociale possibile». Il consequenzialismo viene contrapposto a quelle dottrine morali secondo le quali dovrebbe prevalere nel giustificare le nostre azioni, piuttosto che il risultato, una qualche forma di "imperativo categorico". Su cui Kant non aveva dubbi, ammirando, scriveva, la «legge morale dentro di me» quanto il «cielo stellato sopra di me». E che riteneva imponesse di agire «in modo che la regola della tua volontà possa nel contempo valere sempre come principio di una legge universale»; e di «trattare l'umanità, nella tua persona come nelle altre persone, sempre anche come fine e mai solo come mezzo».

Mill associava «lo spirito dell'etica dell'utilità» alla «regola aurea di Gesù di Nazareth». Infatti: «Tra la felicità propria e quella degli altri, l'utilitarismo richiede la stessa rigorosa imparzialità di un osservatore disinteressato e benevolo.» In termini cognitivo-comportamentali, anche l'idea di "assertività" prevede che l'individuo tratti il suo prossimo "come" sé stesso, rispettando i diritti degli altri e ugualmente affermando i propri, con ciò sfuggendo sia all'aggressività sia alla debolezza. Ma lo psicoanalista E. Fromm notava come l'amore cristiano vada oltre un'etica dell'"equità", che «significa rispettare i diritti del proprio prossimo», certo, «ma non amarlo». Lontano dal pessimismo di Freud, sottolineava semmai nel precetto evangelico l'interdipendenza profonda tra amore per gli altri e amore per sé stessi. Osservando come in termini psicodinamici l'amore produttivo, maturo, non sia dell'egoista, naturalmente, ma neppure dell'altruista nevrotico: l'altruista nevrotico non ama veramente gli altri perché non ama sé stesso, come anche l'egoista non ama veramente sé stesso.

L'applicazione in clinica del concetto della massimizzazione dell'utilità attesa individuale può solo facilitare l'incontro tra la razionalità del medico e la libertà del paziente. Può contribuire a una medicina realmente personalizzata: appropriata nell'individualizzazione e capace di rispettare il paziente nelle sue scelte sulla qualità di vita come nei suoi atteggiamenti verso il rischio e l'incertezza. Talvolta capita al medico di sentirsi chiedere da un paziente quale sia la "sentenza". Ma una sentenza viene emessa imparzialmente da un magistrato in nome della società. Una diagnosi, invece, è imposta dalla vita, e il medico sarà lì proprio per tentare di limitarne i danni, costruendo con quel paziente una risposta che dovrebbe essere personalizzata. La sua figura professionale è semmai vicina a quella di un avvocato: che difenda dalla leopardiana natura «di voler matrigna», ovviamente, ma oggi, può accadere, anche dalla società.

Dinanzi alla società, cioè nella società, la medicina di oggi dovrebbe cercare di affermare sempre, al massimo del possibile, l'idea di un *diritto alla salute*. «Il godimento del migliore stato di salute ottenibile è uno dei diritti fondamentali di ogni essere umano», secondo l'*Organizzazione Mondiale della Sanità*. In questo senso, medicina significa anche *salute pubblica*. Dunque la medicina non può limitarsi al trattamento della malattia attuale. Nel cercare anche di prevenire le malattie e anticiparne la diagnosi, quindi, essa si trova ad affrontare nel mondo sfide enormi. Neppure manca, collateralmente, qualche possibile problema per l'intrusione nelle vite dei sani. Così, a volte capita che nella medicina di oggi alcuni invochino quel "meno è di più" che in architettura fu di L. Mies van der Rohe: per sostenere, sulla base di buoni argomenti e nulla rifiutando del progresso tecnologico realmente efficace, anzi reclamandolo, che non sia sempre preferibile fare il massimo. A maggior ragione quando la medicina si rivolga alla vita dei sani. La vita andrebbe vissuta: non "medicalizzata", se possibile. Attualmente, in alcune malattie diagnosticare in anticipo è cruciale. In altre è impraticabile e in altre ancora è inutile. Laddove utile, l'anticipo diagnostico dovrebbe essere promosso attivamente nella popolazione. Occorre però considerare che, a seconda della malattia, esso può comportare anche qualche prezzo da pagare. Che può derivare dagli eventuali effetti indesiderati e rischi, pur minimi, delle metodiche diagnostiche. E/o che può derivare dai falsi positivi e dai falsi negativi, per i limiti delle stesse metodiche: in particolare, ai falsi positivi possono seguire ansia e ulteriori accertamenti, con i relativi fastidi e rischi oltre che i relativi costi. E/o che può derivare dalle "sovradiagnosi", cioè diagnosi di condizioni che non sarebbero mai divenute malattie visibili: a cui quindi può seguire un "sovra-trattamento". Occorre ovviamente massima attenzione al rapporto tra il beneficio obiettivo e i rischi nel pianificare interventi medici rivolti alla vita di sempre dell'intera popolazione. Soprattutto, anche le decisioni sull'anticipo diagnostico dovrebbero essere decisioni cliniche piena-mente condivise, oltre che in qualche misura individua-lizzate. Tanto più grazie alle crescenti capacità di stratifi-care il rischio individuale che sono proprie della medici-na di precisione di oggi. Vi è poi la possibilità di preveni-re molte malattie attraverso i nostri comportamenti. Fu-mo, alcol, dieta, esercizio fisico sono fattori critici per l'incidenza delle malattie croniche "non trasmissibili", che sottendono oggi la maggior parte delle morti globali. Alcuni "stili di vita" dovrebbero dunque essere promossi attivamente nella popolazione. Ma noi tutti vorremmo avere il diritto di poter fare esercizio fisico, non il dovere di farlo. Il diritto alla salute non è il dovere di stare bene. D'altronde, fumare non riguarda soltanto noi stessi, per-ché anche il fumo "passivo" è nocivo, e quindi il fumo può ben essere oggetto di limitazioni sociali. Da affianca-re a tutto ciò che si possa fare per la prevenzione e il trat-tamento del tabagismo. Nella consapevolezza dell'importanza epidemiologica colossale del fenomeno. Affermare fino in fondo il diritto alla salute cercando di non renderlo un dovere sociale, insomma, è una sfida non banale nella medicina di oggi.

Forse dal Cilindro di Ciro, del VI secolo a.C., certo dal-la *Magna Carta Libertatum*, del 1215, alla *Dichiarazione dei Diritti dell'Uomo e del Cittadino*, del 1789, ma aggiungen-dovi la *Dichiarazione dei Diritti della Donna e della Cittadina* di O. de Gouges, del 1791, fino alla *Dichiarazione Universale dei Diritti Umani*, del 1948, e naturalmente oltre: i diritti umani sono un'idea fondante della nostra civiltà. È paradossale il rischio che, da diritti, alcuni di essi, talora, possano trasformarsi in doveri. Evocando *Il tre maggio 1808* di Goya, dunque la rivolta spagnola contro la "libertà" napoleonica, il surrealistico *Fantasma della libertà* di L. Buñuel si apre e si chiude con il grido «vivan las cadenas». Negli ultimi anni può essere capitato a qualche medico e qualche paziente di pensare la stessa cosa su una forma di libertà come il diritto alla *privacy*: che in ambito sanitario significa il diritto civile dell'individuo a non subire intromissioni nelle informazioni sulla propria salute. Medici e pazienti hanno potuto constatare come esso possa divenire un diritto irrinunciabile, quindi un dovere, quindi una causa di limitazioni. In particolare, ma non soltanto, per quanto riguarda la ricerca: segnatamente quella ricerca che si effettua studiando retrospettivamente parti della documentazione del paziente ed eventuali suoi campioni biologici (che ovviamente sono contenitori di dati sensibili). La tutela della privacy muove allora dal principio del consenso informato del paziente all'utilizzo dei suoi dati sanitari con finalità di ricerca. Ma può ritenersi sufficiente che egli acconsenta alla finalità di ricerca futura in quanto tale? Si parla in questo caso di consenso "ampio". Che è consenso a tutti gli effetti, perché il paziente ha il diritto di negarlo e anche di porvi dei limiti, rendendolo così, propriamente, più o meno ampio. Tuttavia, esso è ritenuto da alcuni un consenso troppo generico. E quindi si può esigere che il paziente acconsenta espressamente a ogni singola ricerca retrospettiva che venga effettuata nel tempo. Al paziente, dunque, il medico dovrà chiedere un consenso ulteriore ogni volta che sugli stessi dati venga programmata una nuova analisi, esplicitandone, specificamente, l'oggetto. Anche quando si tratti banalmente della consultazione di poche informazioni cliniche, recuperate in un polveroso archivio cartaceo o fatte comparire su uno schermo, accedendo a una cartella clinica comunque da conservare. Dopo qualche anno chiedere un nuovo consenso può essere pressoché impossibile o può risultare esageratamente oneroso o può ingiustificatamente causare nuova ansia o inquietudine in un paziente distante da una malattia superata. Ne consegue infine un vincolo alla ricerca osservazionale retrospettiva, che è la forma più ovvia di ricerca in medicina. Quella che fa sì che ogni bravo medico ripensi ai suoi pazienti precedenti e tenti di imparare qualcosa dai loro casi clinici. Quella su cui la medicina si è sempre fondata e che non è certo eliminata dai trial clinici, semmai essendo capace di suggerirne l'effettuazione e/o integrarne i risultati. Quella che oggi si può esercitare anche usando l'intelligenza artificiale. E usando la biologia molecolare, valorizzando i campioni biologici conservati nelle "biobanche". Molti pazienti, nell'interesse della ricerca futura, rinuncerebbero volentieri a questo tipo di tutela della privacy. Il paziente, infatti, viene ad avere il diritto di non fornire i suoi dati ma, paradossalmente, non ha quello di offrirli completamente: mentre avrebbe il diritto di donare i suoi beni a chiunque, non ha quello di donare i suoi dati alla ricerca. Un diritto si trasforma in dovere, una libertà in illibertà. Si potrebbe anche affermare che, propriamente, tutelare la privacy del paziente debba significare preoccuparsi di tutto ciò che nelle modalità di conservazione e utilizzo dei dati possa metterla a rischio in senso stretto. Tali modalità, certo, devono essere disciplinate da norme idonee. E gli studi retrospettivi sui dati clinici e/o sui campioni biologici devono essere autorizzati da comitati etici, che esistono proprio per proteggere i diritti dei pazienti, incluso quello alla privacy. Si tratta di garanzie cruciali, perché l'evoluzione tecnologica rende oggi sempre più importante tutelare la privacy. D'altra parte, sono garanzie che possono valere nello stesso modo a prescindere dal grado di specificità del consenso del paziente sul merito della finalità di ricerca. In effetti, un tale consenso va oltre la tutela della privacy, essendo soprattutto un requisito etico di principio. Ed è quindi un requisito fondamentale (pur eventualmente derogabile in alcuni casi di ricerca osservazionale nei quali si possa ritenere che prevalga un interesse collettivo). Ma tanto più in questa prospettiva anche un consenso ampio è un consenso pieno. Pragmaticamente, un consenso rilasciato dal paziente una volta per tutte, revocabile e modulabile nella sua ampiezza, in presenza di regole adeguate sulle modalità di conservazione e utilizzo dei dati, potrebbe costituire una soluzione ragionevole. In grado di garantire contemporaneamente sia un diritto dell'individuo sia l'interesse collettivo. Tutelando, cioè, la libertà vera del paziente: di scegliere se donare o non donare alla ricerca i propri dati clinici e gli eventuali campioni biologici. È una soluzione lineare. Che, tuttavia, incontra obiezioni etiche e giuridiche. La privacy non confligge solo con la ricerca. Nella pratica clinica una tutela assoluta della privacy può intralciare modalità molto semplici e agevoli di comunicazione tra medici e pazienti. Che sono le modalità abituali di comunicazione della vita quotidiana, pur se non esenti da problemi di sicurezza. Noi tutti decidiamo ogni giorno di rischiare un po' della nostra privacy per comunicare. Talvolta si ha la sensazione che la privacy sia tutelata quando ci aiuti poco e/o i rischi siano trascurabili, per essere poi violata quasi inevitabilmente quando ci sarebbe più necessaria. Ad esempio, come pensare che sia protetta dalle strane architetture d'interni che sembrano ostinatamente mantenersi anche negli ospedali di oggi? Comunque, occorrerebbe che il paziente fosse sempre libero di scegliere: comprendendo quanto azzerare alcuni rischi relativi alla privacy possa determinare una qualche limitazione di opportunità in competizione. Come appunto quella di interagire facilmente con il curante. O quella di dare un contributo affinché le conoscenze biomediche sulla propria malattia progrediscano. In realtà, esistono autorità per la privacy ma assai meno autorità che tutelino in maniera analoga altri diritti potenzialmente confliggenti. Metodologicamente, però, tutte le scelte dovrebbero sempre essere razionalmente comparative.

In linea di principio, ovviamente, la preoccupazione della medicina di oggi per la privacy del suo paziente rimane una buona cosa. Altrettanto ovviamente, anche quando esercitata in forme ragionevoli, è inevitabile che la tutela della privacy esiti comunque in oneri gestionali aggiuntivi per il medico. Cioè in alcuni dei molti oneri gestionali che gravano sulla professione del medico di oggi, tra standardizzazione delle procedure e informatizzazione. Da cui derivano al paziente molti vantaggi. Ma anche possibili svantaggi. Nella medicina di oggi, le procedure sembrano segnare ogni momento del percorso del paziente. Il quale, seppur collateralmente, dovrà quotidianamente sperimentare quanto tale percorso, già difficile, ne risulti appesantito. E potrà ricavarne la sensazione di diventare, si dice spesso, un "numero": con un'ulteriore lesione della sua identità sociale, che si aggiunge a quella eventualmente già determinata dalla malattia, quando questa sia seria. Anche così la medicina può mostrarsi autoritaria e/o paternalistica. La medicina dovrebbe cercare di essere non autoritaria e non paternalistica non soltanto nella decisione clinica ma anche nella gestione. Forse un ospedale funziona al meglio quando la flessibilità gestionale e la conduzione quasi "familiare" delle sue tante piccole unità riescano a piegare l'organizzazione. Come ancora può capitare grazie a una straordinaria motivazione professionale di medici, infermieri e amministrativi. Causa persa, probabilmente, perché apparentemente diseconomica nelle istituzioni sanitarie di oggi e di domani. La sfida, però, può stare proprio nel riuscire a mantenere un'efficienza elevata preservando sempre la relazione personale. Ed è interessante come perfino l'informatizzazione, ormai ampiamente diffusasi, finalmente, anche nell'ambito sanitario, possa costituire una causa significativa di disagio. Perché essa, perlomeno, parrebbe ulteriormente diminuire il tempo professionale trascorso dal medico in forma relazionale con il suo paziente. Forse la vecchia cartella clinica cartacea era uno strumento artigianalmente assai più versatile di quanto potesse sembrare. E quindi è probabile che le modalità della sua digitalizzazione siano ancora da perfezionare non poco. In definitiva, è del tutto plausibile che in sanità la standardizzazione e l'informatizzazione dei processi contribuiscano a migliorare le prestazioni. E a diminuire gli errori. Ma possono consumare risorse, sempre preziose, e non sono prive di effetti indesiderati.

Epidemiologicamente, i numeri degli errori in sanità, nelle stime disponibili, sono impressionanti. Dunque è fondamentale pretendere tutto ciò che, in sistemi che sono sempre più complessi, possa ridurne il rischio in maniera efficiente: dall'uso giudizioso di protocolli e "checklist" all'informatizzazione; dalla sorveglianza di eventi avversi e "near miss" all'analisi delle loro catene causali; dall'accreditamento al monitoraggio degli indicatori di struttura, processo ed esito. E ogni approccio costruttivo al problema dovrebbe seguire logiche orientate al miglioramento del sistema. Cioè non all'espiazione individuale. Spesso, invece, la percezione esterna al mondo della medicina è che l'*errore medico* sia tale da consentire nel singolo caso di condannare un responsabile. Si potrebbe citare il codice di Hammurabi, re di Babilonia nel XVIII secolo a.C.: vi si prevedeva il taglio delle mani per il medico che sbagliasse. In realtà, il bravo medico sbaglia solo meno frequentemente degli altri. Forse può essere utile, concettualmente, raffigurarsi il caso immaginario di un medico che, nell'ultimo giorno di lavoro, commettesse il suo primo errore (magicamente dimostrato essere l'unico della sua vita). Razionalmente, si dovrebbe accettare l'idea di prevedere per quel medico una qualche medaglia al merito professionale. Perché soltanto un medico molto bravo sarebbe capace di sbagliare solo una volta nella vita. Invece, un magistrato, in nome della società, potrebbe pensare di agire contro di lui. In questo si riflette peraltro una generale incomunicabilità tra la logica giuridica e la logica clinica. Spesso nella logica clinica solo molti casi insieme possono aiutarci a capire, mentre il singolo caso, su cui si concentra il diritto, può ingannare. Ma forse si tratta inoltre di un'incomunicabilità più profonda tra medicina di oggi e società. Oggi è troppo facile dimenticare quanto un essere umano affetto da una qualsiasi malattia, anche banale, e sottoposto a un qualsiasi trattamento, anche banale, diventi ancora più fragile di quanto già non sia. Ancora più fragile, cioè, rispetto alla condizione comune, che di per sé comporta per tutti noi il rischio continuo di essere colpiti da una tegola, cadere in una buca, venire folgorati da una saetta. Del resto, anche per queste disgrazie, spesso, si è oggi propensi a cercare una colpa, da qualche parte, o almeno una "non conformità". Come se si assumesse di poter intendere la morte in quanto tale come una specie di "evento avverso prevenibile": sempre o quasi sempre. La medicina tecnologica può solo accrescere l'illusione. Al contrario, il vecchio medico dava l'idea di stare fino in fondo dentro la vita e la morte, e gli si perdonava quasi tutto. I limiti della medicina erano ben noti e, nonostante questo, egli era apprezzato socialmente. Vicino a Milano, nel villaggio archeoindustriale di Crespi d'Adda, sorto nel 1878, vi era un po' in alto, insieme con quella del prete, la villetta del medico: a tutela della vita di sempre della comunità intorno alla fabbrica tessile. Oggettivamente, quel medico poteva fare nelle malattie importanti poco più di quanto facesse il prete. La medicina di oggi ha risorse radicalmente diverse, ma continua a soccombere alla morte. E la morte tende a divenire sempre di più "colpa" del singolo medico. In qualche modo, proprio questo indica quanto sia grande la fiducia nella medicina di oggi, che quel singolo medico dovrebbe impersonare. Ma sarà poi molto difficile che egli non soffra profondamente le recriminazioni dei pazienti e dei familiari. Sarà difficile che non ne soffra irreversibilmente. Certo, anche quando sia sbagliata, la recriminazione può essere la manifestazione di meccanismi di difesa verso un grave problema di realtà. O, semplicemente, può essere aggressività verso la frustrazione della malattia. Per il medico, allora, farsene carico potrebbe pur sempre essere parte del mestiere. È poi comprensibile che gli strani sensi di colpa dei familiari si proiettino da qualche parte. Ancora, dunque, farsene carico potrebbe essere parte del mestiere. Quando, soprattutto, la recriminazione avesse un fondamento oggettivo, per qualche difetto nel sistema o propriamente nella prestazione professionale, ancora di più sarebbe parte del mestiere farsene carico. Tuttavia, il primo prezzo derivante dal fraintendere l'errore medico è, tecnicamente, la "medicina difensiva". Cioè un modo di praticare la medicina orientato ad aumentare gli accertamenti diagnostici e alcuni interventi terapeutici e a evitare i rischi elevati. Come non è nell'interesse del paziente e non è nell'interesse della società. Ma, al di là dell'aspetto clinico, al di là dell'aspetto tecnologico, il prezzo più elevato per il paziente e per il medico è la rottura di un patto. Per sempre. È la rottura di ogni loro *alleanza*. Che era qualcosa che poteva anche assomigliare a un'amicizia. Idea, tuttavia, che i medici avrebbero difficoltà a evocare, oggi, con una qualche ambizione di convincere. Quindi si tratta di una trasformazione della relazione tra medico e paziente che sembra essersi compiuta definitivamente. Anche se è difficile pensare che possa divenire costitutivo di una professione l'incubo dell'anziano professore del *Posto delle fragole*: al quale, in viaggio per la cerimonia di giubileo, I. Bergman immaginò venisse ricordato, nell'onirico esame fallimentare sulla sua vita personale, che «il primo dovere di un medico è chiedere perdono». Può essere, naturalmente. Ma, perlomeno, sarà difficile che il medico di oggi non provi qualche invidia per il collega che un tempo abitava in quella villetta, accanto al prete, riconosciuto umanamente nelle sue intenzioni più vere.

Oggi, in effetti, il paziente cerca nel medico un'appropriatezza tecnologica spietata, essendo pronto a qualsiasi rivalsa in caso di fallimento. Ma cerca anche una relazione. E, in una specie di comunicazione paradossale, alla frustrazione del paziente corrisponde la frustrazione del medico.

Può accadere che il giorno in cui si ammali, solo quel giorno, un medico realizzi di avere trascurato, di avere omesso, di avere sbagliato. Cioè, essenzialmente, di non avere compreso, fino in fondo, la *domanda del paziente*. Comprendere la domanda del singolo paziente è difficile. Soddisfarla pienamente sarà pressoché impossibile. E infatti constatare di non potersi uniformare all'ideale è inevitabile per un medico. Certo, si potrebbe dire lo stesso di ogni mestiere, così come di ogni regola morale. Tuttavia, ciò che caratterizza quella domanda è semplicemente la sua enormità intrinseca. È un'enormità che dunque segna un limite connaturato nella medicina. Ma, inoltre, nella quotidianità della medicina di oggi, in una medicina in cui le costrizioni gestionali aumentano inesorabilmente, sembra a maggior ragione impossibile avere il tempo e le risorse che occorrerebbero. E spesso il medico non ha potere organizzativo. Ottenuto qualche piccolo potere lungo la carriera, può provare a fare qualcosa, ma rimarrà inadeguato, terribilmente inadeguato, all'interno di sistemi sempre più contorti e impersonali. Inadeguato come medico, in qualche modo per definizione, e inadeguato come manager di quei sistemi.

Quei sistemi che si incarnano in un'istituzione:

l'ospedale. Che non manca di aspetti propri delle "istitu-zioni totali", secondo l'espressione coniata da E. Goffman nel 1961 a proposito di luoghi sociali come le carceri, i manicomi, gli orfanotrofi, le caserme, i monasteri. Proba-bilmente, un giorno si penserà al carcere di oggi come oggi guardiamo agli spettacoli dei gladiatori di duemila anni fa. M. Foucault ha ricordato come il carcere abbia so-stituito la «cupa festa punitiva» dei supplizi in pochi de-cenni, tra il XVIII e il XIX secolo. Da allora oggetto della pena «non è più il corpo, è l'anima», e vi sono «addetti alla custodia, medici, cappellani, psichiatri, psicologi, educatori». D'altronde, pur cercando di rivolgersi all'«incorporeo», il carcere ancora possiede il corpo del condannato (quando non sia quello dell'imputato in atte-sa di giudizio!), perché «la pena mal si disgiunge da un supplemento di dolore fisico». E, contrariamente a quanto si è cercato di fare per gli animali nei giardini zoologici, la gabbia in cui ancora si rinchiude un essere umano è so-stanzialmente la stessa. È logico che qualsiasi contratto sociale tenti di prevenire i reati, cioè «d'impedire il reo dal far nuovi danni ai suoi cittadini e di rimuovere gli al-tri dal farne uguali», come nel 1764 scriveva Beccaria. Il quale però proseguiva reclamando la pena «meno tor-mentosa sul corpo del reo». E si chiedeva: «Le strida di un infelice richiamano forse dal tempo che non ritorna le azioni già consumate?» Eppure, il concetto "retributivo" della pena sembra ancora molto radicato nelle società di oggi. Così, il carcere sopravvive vigoroso, nonostante, al di là di ogni altra considerazione, empiricamente si sap-pia come resti una soluzione poco efficiente nel diminuire la delinquenza. Quindi le istituzioni totali hanno una loro vita autonoma, anche simbolica. Analogamente l'ospedale, che, a volte, può perfino assomigliare a una prigione in alcune sue liturgie. Si lavora, giustamente, per *l'umanizzazione* degli ospedali. Ma come mai l'ospedale, proprio l'ospedale, può essere ancora, evidentemente, da umanizzare?

Anche una tragedia enorme quale la fame nel mondo ci farà apparire ai posteri, un giorno, come a noi appaiono oggi gli uomini dell'antichità classica riguardo alla schiavitù (la cui abolizione fu peraltro completata su scala globale non tanto tempo fa e solo per iscritto). Certo, l'individuo non può uscire dal suo contesto storico e geografico. Ma neppure il contesto può necessariamente impedire qualsiasi sensibilità umana. La lettera di Seneca a Lucilio sugli schiavi è un esempio di sensibilità. Si potrebbe dire che queste sensibilità significhino poco in ultima analisi. Come sarebbe socialmente e politicamente poco significativa la carità a un povero, a uno solo, nostro prossimo occasionale. Può essere molto significativa per quella persona, tuttavia. E inoltre può essere qualcosa di straordinariamente importante nell'aiutarci appunto a preservare, tra i nostri condizionamenti storici e geografici, una qualche capacità di riconoscere nell'altro una persona. Il che, prima o poi, può anche fare qualche differenza socialmente e politicamente. Un'etica e una cultura sono definite da poche parole semplici e non ulteriormente interpretabili: «Avevo fame e mi deste da mangiare, avevo sete e mi deste da bere, ero straniero e mi ospitaste, ero nudo e mi vestiste, ero ammalato e mi visitaste, ero in carcere e veniste a trovarmi.» L'oblio di queste poche parole, infatti, nella voce di papa Francesco diviene, proprio nel mar Mediterraneo, un «naufragio di civiltà».

Anche un medico cura, provvisoriamente, un singolo malato: non eradica dal mondo la malattia. Oppure la medicina dovrebbe andare più in là? Dovrebbe e potrebbe schierarsi politicamente? Ciò implicherebbe una qualche prerogativa dei medici, dunque di un gruppo professionale, circa questioni quali la fame e le guerre. D'altra parte, come essere solo medici durante una carestia? Come essere solo medici tra le bombe?

L'*Organizzazione Mondiale della Sanità* definisce la "salute" come uno stato di «completo benessere fisico, psichico e sociale». Naturalmente, la medicina non può occuparsi di tutto quanto non sia un tale stato ideale: non può occuparsi di tutto quanto non sia felicità. Certo, neppure può limitarsi a perseguire l'«assenza di malattia o di infermità». Nel suo mestiere quotidiano, di fatto, qualsiasi medico non si limita a trattare o prevenire malattie. E, pur problematicamente, non potrà mai ignorare quella nostra vita di sempre che non è ancora malattia e tuttavia è distante dalla felicità. Ma anche sullo stesso concetto di *malattia* sarebbe difficile trovare un consenso nella medicina di oggi, per quanto paradossale questo possa apparire. Così, sarebbe possibile distinguere definizioni "naturalistiche" e definizioni "normativistiche": la malattia quale deviazione da «funzionalità biologica e normalità statistica», nelle parole di C. Boorse; la malattia quale espressione di una conoscenza «storicamente e culturalmente condizionata» e finanche di «scelte delle diverse comunità di individui», nelle parole di H. Tristram Engelhardt. Entrambe le visioni hanno delle ragioni, ma sono poco plausibili se estremizzate. In effetti, però, la questione della definizione delle malattie può farsi molto concreta in alcune situazioni. Tipicamente, come è intuitivo, nella nosografia psichiatrica. Ma inoltre, più semplicemente, quando si configuri una malattia, sulla base di qualche esame diagnostico, selezionando la soglia patologica di una variabile continua. Perché una malattia richiama, operativamente, l'idea di un trattamento, così che a una possibile sovradiagnosi potrà facilmente conseguire qualche sovratrattamento. Tuttavia, sarebbe logico pensare che in una medicina non autoritaria e non paternalistica sia sempre e comunque il riconoscimento di un rischio a dover guidare una decisione clinica individualizzata e condivisa, tra probabilità e utilità. Assai più dell'intrappolamento della condizione del paziente nell'attualità di una categoria intellettuale come un'entità nosografica. Ovviamente, per agire il medico necessita della cornice concettuale di una malattia. Ma è solo dall'esplicitazione di un rischio che può muovere una decisione clinica razionale. In oncologia, vi sono casi in cui una diagnosi istopatologica di neoplasia maligna comporta rischi molto bassi per il futuro del paziente. E viceversa vi sono casi in cui è soltanto possibile che si sviluppi successivamente una neoplasia maligna, senza una diagnosi oncologica attuale, ma i rischi sono elevati. Nel primo scenario, a volte, può essere appropriato non fare alcun trattamento, mentre nel secondo scenario, a volte, possono essere considerati trattamenti anche più aggressivi di quelli indicati in molti casi di neoplasia conclamata. Il paradigma razionale, cioè, rimane quello della decisione clinica probabilistica e condivisa, sfuggendo a ogni automatismo. In tutto questo non mancano implicazioni economiche. Quindi non mancano pressioni di mercato. Così, sulla stessa definizione del proprio oggetto in senso stretto, sulla definizione delle malattie, la medicina di oggi incontra difficoltà teoretiche e pratiche non banali e può anche faticare a preservare la propria innocenza.

Nella storia della medicina il medico ha perso spesso la propria innocenza. Nella medicina di oggi sembra averla persa definitivamente anche il medico ricercatore, sempre di più percepito in condizioni di *conflitto di interessi*. Nel 1980, sul *New England Journal of Medicine*, A.S. Relman parlò di un "complesso medico-industriale". Usò un'espressione coniata nel decennio precedente, che ne richiamava una ben nota. Quella che si deve a D.D. Eisenhower, cioè a un anziano generale che nel 1961, nel suo discorso di commiato da Presidente degli Stati Uniti d'America, segnalò i pericoli del "complesso militare-industriale". Oggi, tutti i medici dichiarano i propri cosiddetti conflitti di interessi in ogni pubblicazione scientifica e all'inizio di ogni presentazione nei convegni. In una specie di pubblica confessione. Dunque con qualche possibile senso di colpa. Ma, ancora prima, nell'incapacità, al momento, di scorgere una soluzione concettuale al problema, che riconcili con la realtà quella che è l'intenzione di ogni buon ricercatore clinico: il quale non può che immaginare di perseguire semplicemente l'interesse dell'avanzamento delle conoscenze mediche, cioè l'interesse dei pazienti. Un conflitto di interessi si configura quando sia ipotizzabile una tensione tra interessi primari e interessi secondari. Nel caso del medico ricercatore, quindi, quando suoi interessi secondari siano tali da poter condizionare, anche solo ipoteticamente, il suo primario interesse professionale, che è la salute dei pazienti (con tutto ciò che possa correlarvisi, come l'integrità della ricerca e della diffusione dei relativi risultati). Può trattarsi, tipicamente, di suoi rapporti di consulenza, più o meno occasionali, verso le industrie; oppure della partecipazione a eventi scientifici o educazionali organizzati da industrie; oppure del coinvolgimento, con ruoli più o meno di rilievo, in studi clinici promossi da industrie. Alcune di queste situazioni hanno implicazioni economiche personali, più o meno limitate. Altre non ne hanno, ma possono essere anche più importanti, perché potenzialmente significative per il successo scientifico e professionale di un medico. È opportuno che alcuni conflitti di interessi siano evitati, ma altri possono essere inevitabili o non necessariamente da evitare o perfino utili in una prospettiva generale. E dunque sono da gestire. Una fondamentale modalità di gestione dei conflitti di interessi è la trasparenza. Quindi quelle dichiarazioni dei conflitti di interessi nella comunicazione scientifica e nell'educazione medica vengono da molti ritenute adeguate alle situazioni più comuni tra i medici ricercatori. Ma altri non concordano. Il problema è che qualsiasi deviazione del comportamento professionale di un medico che andasse davvero contro l'interesse primario del paziente sarebbe ovviamente una tragedia, per definizione. D'altronde, l'interazione del mondo della ricerca con quello dell'industria è essenziale per il progresso diagnostico-terapeutico in medicina. È proprio attraverso una tale interazione che l'"accademia" può sperare di influire sulle scelte dell'industria, con ciò esercitando una funzione utile nella prospettiva generale. Da tutto questo originano sia il senso di colpa del medico ricercatore sia la sua difficoltà a comprendere qualcosa di cui percepisce un'ambivalenza concettuale non risolta, forse non risolvibile, nella medicina di oggi. Qualcosa che non dovrebbe esistere ma a cui non si può sfuggire. Perché il problema, evidentemente, coincide con uno dei tanti effetti del mercato nel mondo della salute: essendo ineliminabile senza eliminare il mercato. Cioè quel mercato, quello strano mercato, che dispiega la sua enorme influenza in tutta la medicina di oggi: sulla sua agenda, sul trasferimento dell'innovazione, sulle priorità della ricerca. E forse esasperare il tema dei personali conflitti di interessi non aiuta molto. In realtà, nel confronto con quello strano mercato le comunità dei ricercatori clinici e dei medici, insieme con quelle dei pazienti, dovrebbero elaborare delle strategie forti. E libere, naturalmente. Ma qualsiasi confronto non può sottrarsi a qualche contaminazione. Probabilmente, un ostacolo maggiore ad atteggiamenti forti è piuttosto l'estrema frammentazione di quelle comunità nelle loro interlocuzioni con aziende multinazionali che sono realmente globali e assai più compatte (per quanto proprio una multinazionale possa avere al suo interno diverse partizioni e quindi albergare delle dialettiche, anche virtuose). Comunque l'accademia, le comunità mediche, i sistemi sanitari e gli enti regolatori dovrebbero definire criteri chiari con cui separare nettamente ciò che si possa reputare accettabile da ciò che si decida non esserlo. Anche irrigidendo, quanto si ritenga necessario: ma tentando di risolvere. Il medico, da parte sua, in ogni interazione con le industrie dovrebbe consapevolmente cercare di mantenere sempre inalterata la sua prospettiva naturale: che è semplicemente la prospettiva del paziente. Come interagire con il mondo dell'industria dovrebbe essere materia di educazione medica. Le modalità effettive di interazione dei singoli medici con le industrie dovrebbero essere discusse regolarmente, in maniera collegiale e costruttiva, all'interno delle istituzioni sanitarie e/o di ricerca. Le quali dovrebbero riflettere sui criteri delle carriere. Naturalmente, un medico che abbia rapporti con le industrie non dovrebbe assumere ruoli decisionali di tipo regolatorio. D'altronde, nel dibattito scientifico, nell'educazione medica, nella definizione di linee guida per la pratica clinica e nelle stesse discussioni propedeutiche alle decisioni regolatorie occorre sempre evitare il verificarsi di difetti di competenza. La conseguenza dei quali può essere il vizio decisionale dell'ignoranza. Il cui prezzo per i pazienti e per la società può essere superiore a quello degli eventuali vizi decisionali riconducibili ai conflitti di interessi. Tra le soluzioni pragmatiche vi potrebbe essere, in alcune circostanze, il ricorso al parere di esperti con differenti conflitti di interessi. Con ciò si intenderebbe che talvolta molti conflitti possano essere meglio di pochi: cosa ragionevole ma un po' paradossale e tutt'altro che unanimemente condivisa. Peraltro, si potrebbe pensare di individuare anche i conflitti al contrario, cioè quelli che derivino dall'eventuale esclusione del ricercatore dai rapporti con alcune industrie: cosa che sarebbe ulteriormente paradossale. Comunque, occorre evitare che le stesse dichiarazioni dei conflitti di interessi possano indurre altri vizi decisionali, innanzitutto tra i pazienti. I quali, interrogando le banche dati pubbliche sui rapporti dei medici con le industrie, possono ricavarne pregiudizi ingiustificati su tutto ciò che poi si sentano dire dal proprio medico. Anche quando i rapporti di quest'ultimo con qualche industria indichino un suo coinvolgimento attivo nella ricerca e quindi una sua possibile competenza speciale. Ovviamente, la trasparenza è sempre una buona cosa: ma può essere necessario spiegare. Ascoltando le dichiarazioni dei conflitti di interessi, del resto, a volte capita di pensare al "paradosso del mentitore": all'«io sto mentendo» di Eubulide di Mileto. Perché la definizione stessa di conflitto di interessi implica già un qualche giudizio di fatto. È naturale che una comunità come quella dei ricercatori abbia almeno tentato di studiare il problema. Così, vi è una letteratura sui possibili vizi decisionali dei medici in relazione ai loro rapporti con le industrie. Ma è perlomeno difficile dimostrare da cosa siano determinate quelle che sono opinioni personali. E i conflitti di interessi non sono soltanto economici: si parla infatti anche di conflitti "intellettuali". Dunque per un medico essere coinvolto in un trial clinico può già di per sé significare un conflitto di interessi? Allora lo stesso si potrebbe dire, circa alcuni problemi clinici, delle sue idee politiche e/o della sua religione. Vi è in tutto ciò un rischio sostanziale: che il giudizio scientifico si concentri sul sospetto sulla persona e si allontani dal merito delle questioni. Nel mondo della ricerca clinica, talora, questo rischio inizia a concretizzarsi. Quando, invece, parlare del merito delle questioni è spesso molto semplice. Perché spesso il merito delle questioni è molto trasparente. Del resto, eludere il merito delle questioni parlando piuttosto delle eventuali motivazioni occulte degli interlocutori non rappresenta forse, oggi, un rischio più generale, come si può constatare nel dibattito politico? Per poter discutere con un qualsiasi interlocutore occorre, almeno operativamente, assumerne la buona fede: altrimenti ogni discussione vera diventa impossibile. Certo, alcune distorsioni del pensiero razionale possono prodursi inconsciamente. Ma questo vale per tutto ciò che pensi un individuo. Di nuovo, operativamente, per poter discutere occorre prescindere da come gli argomenti del nostro interlocutore siano influenzati dal suo inconscio. A volte, in effetti, si ha l'impressione che la questione dei conflitti di interessi nella medicina di oggi lambisca l'antico problema filosofico del libero arbitrio.

Può non essere così strano, se si considera quanto il problema del libero arbitrio davvero sia poco risolto, ancora prima che nella storia della filosofia, nel sentire comune di oggi: da quando Freud vi ha irreversibilmente incuneato il concetto di una vita psichica inconscia condizionante il pensiero cosciente. Almeno da più di un secolo è irreversibilmente insidiata la nozione stessa di una qualche responsabilità morale. D'altronde, nella loro vita di sempre, a tutt'oggi gli esseri umani conservano emotivamente un'assoluta certezza della propria libertà, per quanto possano dubitarne razionalmente. Quando appena alzino un dito lo riconoscono come proprio, oggi come secoli orsono. Ci è impossibile non sentirci "liberi". Non è soltanto un requisito per la convivenza sociale. A proposito di «libertà e servitù dello spirito», Musatti ricordava come la «cittadella dell'anima nostra» possa solo somigliare a un «vecchio castello medioevale» con difese troppo numerose per sembrare solide. Ma ricordava anche il carattere paradossale di una libertà interiore che significasse poter «agire diversamente, pur restando quelli che effettivamente siamo»: saremmo liberi se in uno stesso momento potessimo pensare e fare, indifferentemente, sia ciò che pensiamo e facciamo sia il contrario? Così, aggiungeva come il «puro soggetto» che sarebbe in noi sembri un'ombra: che «sfugge quando la vogliamo afferrare», ma che pure «fedelmente ci segue ed è sempre con noi». Certo, può essere solo una «vana illusione», naturalmente.

In effetti, non possiamo sfuggire alla sensazione di costruire coscientemente un "sé", con una qualche libertà, nel corso della vita, di giorno in giorno. Ovviamente, potremmo conoscere quel sé solo negli esiti del suo interagire con l'inconscio. Dall'inconscio potremmo distaccarci soltanto a condizione di un distacco dal nostro corpo: quindi eventualmente, nell'ipotesi di una vita successiva, soltanto un attimo dopo la morte fisica. Insomma, saremmo condannati a conoscere quel nostro sé che avremmo costruito, a conoscerlo realmente, soltanto dopo la morte, qualora possibile. D'altra parte, anche solo con un po' di quella fiducia nella ragione che motivava gli antichi stoici all'"apátheia", possiamo pur sempre sperare che il principio di non contraddizione ci aiuti a superare qualche trappola dell'inconscio. Indubbiamente, il lusso di essere sufficientemente razionali dipenderà comunque dal grado della nostra maturità psicologica. Paradigmaticamente, un paziente psicotico non può esercitare, su alcuni contenuti, il principio di non contraddizione. In realtà, noi tutti siamo soggetti a immaturità psicologiche tali da renderci a volte difficile distinguere chiaramente A da non-A. Ma distinguere A da non-A non è impossibile. Forse non è impossibile, pragmaticamente, conquistarsi a fatica qualche spazio di libertà interiore per via logica. Aiutandosi, nel mentre, con qualche tentativo ugualmente faticoso di maturazione per via psicologica.

Vi è un racconto di Borges in cui Caino rincontra un Abele che non ricorda chi dei due abbia ucciso l'altro. Allora può dirgli: «Ora so che mi hai perdonato davvero.» Ma «nel perdonare», scriveva D.M. Tutu, arcivescovo in Sudafrica, «non si chiede alle persone di dimenticare». Su un piano morale, perdonare può significare uniformarsi cristianamente al «non giudicate e non sarete giudicati, non condannate e non sarete condannati». Su un piano psicologico, può significare tentare, nonostante tutto, di immedesimarsi nell'altro, comprendendolo. Su un piano filosofico, può significare prendere atto degli spazi così problematici del libero arbitrio. Vittima archetipica della malvagità, l'Abele di Borges, preoccupato che il «rimorso» di Caino infine possa estinguersi, può forse evocare tutto questo.

Se nel corso della vita di sempre possiamo almeno tentare di seguire il principio di non contraddizione, non possiamo invece fare appello alla razionalità nella scelta dell'ideale morale. È impossibile logicamente, si potrebbe dire. È impossibile che il nostro ideale morale non costituisca un assunto indimostrabile. È quindi impossibile, ancora si potrebbe dire, che esso si fondi in ultima analisi su qualcosa di diverso dal nostro passato e dai nostri geni. E, tuttavia, di noi stessi pur sempre si tratterà, così che forse potremo condividere l'esclamazione di Sartre, nella sua «severità ottimistica»: «Sarò io a scegliere di dire che questa azione è buona piuttosto che cattiva.» E poi, anche dovendo assimilare quella scelta «alla costruzione di un'opera d'arte», potremo pur sempre cercare di esercitare il principio di non contraddizione un attimo dopo avere deciso come indirizzare la costruzione. Anche se subito prima siamo impossibilitati a dimostrare con qualche argomento irresistibile ciò in cui più profondamente crediamo, un attimo dopo potremo pur sempre cercare di darne testimonianza in maniera consapevole e coerente. Non è poco.

Certo, così dobbiamo andarcene per le strade del mondo come gli "stranieri morali" della bioetica di Tristram Engelhardt. I quali, senza possibilità di fare valere razionalmente la propria morale «sostanziale», possono solo interagire gli uni con gli altri nella morale «procedurale» del «permesso», cioè del «rispetto reciproco». In effetti, per le realtà estreme con cui si misura, la medicina potrebbe anche essere uno degli ambiti privilegiati in cui sperimentare qualche creatività nella quotidiana interazione sostanziale tra gli stranieri morali. Ma questo richiederebbe libertà: proprio in tempi in cui alla medicina si riconoscono, anche per ottimi motivi, margini di libertà sempre più ristretti, tra algoritmi clinici e procedure amministrative. Di per sé, forse appunto perché è abituata a trattare con la morte, la medicina tenderebbe a essere indipendente, libertaria, anarchica: perfino nelle sue interpretazioni più conformistiche, conservatrici, disciplinate.

Tra le libertà talvolta perdute nella medicina di oggi, in diverse condizioni non acute, vi è perfino quella di poter parlare di *guarigione*: cioè del successo più ovvio dell'agire di un medico. È difficile parlarne quando essa possa consistere nella cronicizzazione di una malattia altrimenti fatale senza, tuttavia, eradicazione. In realtà, è difficile parlarne anche quando significhi propriamente eradicazione ma solo in termini probabilistici, per quanto elevata possa essere la probabilità. In questi scenari la guarigione può ben essere riconoscibile epidemiologicamente, ma fatica a essere apprezzata esistenzialmente proprio dal paziente che la ottenga. Ancora pochi anni fa il medico poteva concedersi il lusso di annunciare al suo paziente con certezza trionfale una guarigione che fosse solo molto probabile. In questo vi era un errore, ovviamente, ma in fondo poteva trattarsi, più che altro, di un'approssimazione. Oggi il medico è reso più cauto dal dovere, incontestabile, di fornire un'informazione rigorosa sulla prognosi (e forse anche dalla necessità di prevenire la possibile recriminazione nel caso, seppur improbabile, della ricaduta di malattia). Con ciò, tuttavia, è reso incapace di trasmettere sul piano personale qualcosa che è reale ed è molto più frequente che in passato. È come se il paziente dovesse attendere di morire per sapere della propria guarigione. Così, in oncologia, potrà il paziente considerarsi guarito qualora dopo alcuni anni il rischio di recidiva neoplastica sia divenuto molto basso, pur non essendo disceso a zero in assoluto? Potrebbe e dovrebbe: accettando un'idea di guarigione definibile da una probabilità, una probabilità elevata, e non da una certezza. Diversamente bisognerebbe sentirsi ammalati di tutto prima di esserlo, perché, più o meno, la probabilità di qualsiasi nuova malattia non è mai zero per tutti noi, in qualsiasi momento. Sarebbe assurdo privarsi esistenzialmente del più bel risultato di grandi progressi della medicina di oggi soltanto per la nostra difficoltà a convivere con le probabilità. Cioè a essere consapevoli di quanto la vita di sempre sia intrinsecamente aleatoria. Cioè, naturalmente, a essere consapevoli della morte.

Si dice spesso che la nostra società non sappia accettare la *morte*. Ma quali società seppero o sanno farlo senza utilizzare meccanismi, in ultima analisi, di negazione? Le diverse civiltà hanno ritualizzato la morte in tanti modi, più o meno raffinati. Ma ritualizzarla non significa accettarla: è semmai l'illusione psicopatologica di dominarla, come un rituale ossessivo cerca di intrappolare l'angoscia. A tutt'oggi è istantaneo il passaggio dal momento della morte alle procedure rituali del funerale: quando il corpo acquisisce un aspetto immediatamente diverso, in contrasto con l'attimo prima, che spesso è quello della malattia, della sofferenza, della fisicità più estrema. È ben noto l'argomento epicureo: «Quando noi siamo la morte non è, e invece quando la morte è noi non siamo.» Gesù andò molto oltre quando disse al suo discepolo: «Lascia che i morti seppelliscano i loro morti.» Anche in una prospettiva laica, in effetti, la dicotomia tra vita e morte sembrerebbe incomponibile volendo vivere davvero: volendo davvero darsi da fare nella vita di sempre.

Ma lo stesso Gesù non poté poi sfuggire al «perché mi hai abbandonato?». Non poté sfuggire all'umanità dell'interrogazione. Certo, per qualunque religione è difficile spiegare il perché della morte e, ancora di più, della sofferenza. È difficile spiegare perché non potremmo vivere una trascendenza felice subito, essendo costretti a "giocare" una vita di dolore in terra: quella «terra dolorosa, drammatica e magnifica» su cui papa Paolo VI nel proprio testamento «ancora una volta» invocava «la divina Bontà». Le metafore delle religioni, in definitiva, sembrerebbero alludere a una qualche evoluzione dell'individuo attraverso il percorso della vita. In una prospettiva cristiana, nella prospettiva del "nuovo comandamento" cristiano, potrebbe solo essere un'evoluzione verso la capacità di amare incondizionatamente. Sarebbe allora un trascendere il genoma stesso: un vivere per rompere con il criterio della vita, cioè il criterio darwiniano dell'evoluzione «delle specie per selezione naturale», che indubbiamente non è l'amore per il nemico.

Oggi possiamo forse immaginare nuove immortalità, tra il rilassarsi del tempo dopo Einstein e i paradossi dei quanti. Mentre possiamo ancora concepire la foscoliana immortalità dell'«eredità d'affetti» e della memoria ispiratrice di «egregie cose». Come possiamo concepire l'immortalità del tributo individuale alla propagazione della specie, se non anche a una positivistica «evoluzione sociale» spenceriana. Ma Pascal disse che l'essere umano è «un nulla rispetto all'infinito, un tutto rispetto al nulla, un qualcosa nel mezzo tra il niente e il tutto». Oggi possiamo apprezzare ulteriormente l'intuizione di Pascal: a maggior ragione, cioè, conoscendo qualcosa di più dell'infinitamente grande e dell'infinitamente piccolo. E possiamo peraltro comprendere come, anche se la fisica di domani fosse infine in grado di avvicinarli, rimarremmo incapaci di afferrarli emotivamente. Emotivamente non saremo mai capaci di rappresentarci davvero lo "spaziotempo". Come emotivamente non saremo mai capaci di rappresentarci davvero le molecole, gli atomi, le particelle di cui sono fatte le cose e di cui siamo fatti noi stessi. Il medico giunge a una risoluzione della realtà che è lontana dall'infinitamente piccolo. È sufficiente un microscopio per vedere le cellule. Ma anche per un anatomopatologo sarà poi difficile rappresentarsi una persona come un loro aggregato. È una fortuna, naturalmente. E la missione del medico è certo guardare alle cellule, e molto oltre nella medicina di precisione di oggi, ma soltanto per cercare di fare vivere i suoi pazienti di più e/o meglio: là dove si compie, tra «il niente e il tutto», la loro vita di sempre.

La consuetudine con la morte può essere per il medico uno dei fattori di *burnout*. Che l'*Organizzazione Mondiale della Sanità* riconosce come una sindrome collegata a uno «stress lavorativo cronico». Il burnout è segnato da senso di perdita di efficacia professionale, esaurimento delle energie individuali e distanziamento emotivo, potendo evolvere, progressivamente, in un disagio profondo di tutta la sfera personale. Del concetto sarebbe importante non smarrire la specificità nelle professioni di aiuto, con riferimento alle quali esso fu introdotto nel 1974 da H.J. Freudenberger. Le professioni di aiuto sono caratterizzate dalla preponderanza della componente relazionale. E alcune devono anche misurarsi con il ripetersi della perdita dell'oggetto della relazione. Lungo la sua professione un medico non può evitare di fare i conti davvero, in qualche modo, con l'idea della morte.

Sulla morte, sulla nostra morte individuale, Seneca scriveva che in realtà «gran parte di essa è già stata», possedendo «tutti gli anni dietro di noi». Certo, non possiamo più vivere gli anni dietro di noi e quindi in essi è la morte più che nel domani. Possiamo tuttavia "riviverli", si dice, nel ricordo. Addirittura, a Epicuro appariva rispetto al giovane più felice l'anziano che avesse vissuto bene: essendosi assicurato saldamente «quei beni prima incerti nella speranza». Ma, tra la memoria impalpabile del passato e l'incertezza minacciosa del futuro, il presente è l'unica cosa che possediamo davvero. Seneca dunque ammoniva: «Se sei padrone del presente, dipenderai meno dal futuro.» Perché, insegnava Marco Aurelio, imperatore stoico, dovremmo «sempre agire, parlare e pensare» essendo consapevoli che potremmo «lasciare la vita in quell'istante». E per Epitteto, schiavo stoico, dovremmo avere «ogni giorno negli occhi la morte e l'esilio e tutto ciò che sembra spaventoso, ma più di tutto la morte». Così, sarebbe l'elaborazione della stessa coscienza della morte, privilegio angoscioso dell'homo sapiens, ad aiutarci a vivere il nostro presente con intensità e forse, paradossalmente, perfino serenità.

Eppure, vivendo allora intensamente e forse serenamente il presente, sarà comunque difficile prescindere da una qualsiasi idea di futuro. Quel presente evolve nel futuro istantaneamente e continuamente. Nel futuro si proiettano i nostri progetti. Nei quali abitano molte nostre passioni. Il cui difetto è poco compatibile con una vita felice: al suo estremo psicopatologico si incontra una malattia potenzialmente mortale. L'homo sapiens sembra trovare la propria normalità nel darsi, in qualche modo, una qualche idea di futuro.

Può accadere, prima o poi, di meravigliarsi che la propria città possa ormai appartenere ad altri. E che alcuni suoi angoli, carichi di ricordi ed emozioni, possano già essere diversi. Le fotografie degli stessi luoghi sovrapposte nei decenni rendono bene questo divenire. Mentre le figure umane che fugacemente vi compaiono possono solo apparirci ingenuamente inconsapevoli nella loro "orgogliosa sicurezza": naturalmente inconsapevoli, certo, del futuro, quindi della morte, ma quindi, forse, anche della vita. Il loro affollarsi nell'unità di luogo, pur in implacabile evoluzione, proietta però sull'asse del tempo una continuità che sembra reale quanto misteriosa. E che, comunque, le avrà effettivamente e quotidianamente condizionate.

A Milano è possibile rintracciare qualcosa perfino della sua storia antica, ma bisogna cercare, perché la città ha spesso sostituito: non solo forzatamente ma anche guardando sempre avanti, si dice. Infatti, potrebbe esclamare qualcuno, come non essere milanesi? Proprio all'unica condizione, tuttavia, di non assumere mai il presente come una tabula rasa. Cancellare il passato è l'eterna tentazione, ma effimera, di ogni potere (grande o piccolo: anche quello piccolissimo, non dovremmo mai dimenticare, che ogni tanto ci capiti di impersonare). È il racconto di M. Kundera, nel *Libro del riso e dell'oblio*, sulla fotografia storica, nella Cecoslovacchia del 1948, da cui, qualche anno dopo, sarebbe scomparso il ministro Clementis, impiccato per "tradimento": ma vi sarebbe ostinatamente rimasto il suo berretto di pelliccia, da lui posato, per la neve, sul capo del primo ministro Gottwald poco prima dello scatto. E anche nella Roma di oggi, tra i suoi monumenti, la narrazione di una guida turistica può ancora restituire vita eterna alle vittime della "damnatio memoriae" di duemila anni fa.

Ricordo i bui pomeriggi invernali da bambino sotto le massicce, e mai assediate, mura rinascimentali di Lucca. Pensavo a quando avrei potuto fuggirne. Tutti continuiamo a fuggire da qualcosa del genere. Come ne fuggono l'amore e il lavoro, la scienza e la tecnologia, l'arte e la filosofia e, per loro definizione, la vita e la medicina: la medicina di oggi non meno della nostra vita di sempre.

A nord l'isola di Terranova. La notte su quello che è ancora un oceano; l'alba in Europa. Tutti continuiamo a ritornare.

M. Adamina, G. Tomlinson, U. Guller. Bayesian statistics in oncology: a guide for the clinical investigator [Cancer 2009; 115: 5371]

R. Alberti, M. Emmons. Your perfect right - Assertiveness and equality in your life and relationships / Essere assertivi - Come imparare a farsi rispettare senza prevaricare gli altri

V. Amrhein, S. Greenland, B. McShane. Scientists rise up against statistical significance [Nature 2019; 567: 305]

R.E. Anderson. Billions for defense: the pervasive nature of defensive medicine [Arch. Intern. Med. 1999; 159: 2399]

L. Annaratone, G. De Palma et al.; Alleanza Contro il Cancro (ACC) Pathology and Biobanking Working Group. Basic principles of biobanking: from biological samples to precision medicine for patients [Virchows Arch. 2021; 479: 233]

Anselmo d'Aosta. Proslogion / Proslogion

P. Ariès. Essais sur l'histoire de la mort en Occident, du moyen âge à nos jours / Storia della morte in Occidente - Dal Medioevo ai giorni nostri

Aristotele. Τὰ μετὰ τὰ φυσικά / Metafisica

Aristotele. Φυσικῆς ἀκροάσεως / Fisica

A. Arnauld, P. Nicole. La logique ou l'art de penser / Grammatica e logica di Port-Royal (a cura di R. Simone)

M. Balint. The doctor, his patient and the illness / Medico, paziente e malattia

H. Bauchner, P.B. Fontanarosa (eds.). JAMA conflict of interest theme issue [JAMA 2017; 317: 1707]

T. Bayes, R. Price. An essay towards solving a problem in the doctrine of chances [Philos. Trans. R. Soc. Lond. 1763; 53: 370]

T.L. Beauchamp, J.F. Childress. *Principles of biomedical ethics / Princìpi di etica biomedica*

C. Beccaria. *Dei delitti e delle pene*

D.J. Benjamin, J.O. Berger et al. *Redefine statistical significance [Nat. Hum. Behav. 2018; 2: 6]*

J. Bentham. *An introduction to the principles of morals and legislation / Introduzione ai principi della morale e della legislazione*

I. Bergman. *Smultronstället / Il posto delle fragole*

V. Berridge. *Public health - A very short introduction*

J.S. Blumenthal-Barby, H. Krieger. *Cognitive biases and heuristics in medical decision making: a critical review using a systematic search strategy [Med. Decis. Making 2015; 35: 539]*

M. Bonazzi. *Processo a Socrate*

G. Boniolo, V. Sanchini. *Consulenza etica e decision-making clinico*

C. Boorse. *Health as a theoretical concept [Philos. Sci. 1977; 44: 542]*

J.L. Borges. *Discusión / Discussione*

J.L. Borges. *Elogio de la sombra / Elogio dell'ombra*

L. Buñuel. *Le fantôme de la liberté / Il fantasma della libertà*

D. Buzzati. *Il deserto dei Tartari*

D. Caporusso, M.T. Donati e altri. *Immagini di Mediolanum - Archeologia e storia di Milano dal V secolo a.C. al V secolo d.C.*

P.G. Casali, P. Bruzzi et al.; Rare Cancers Europe (RCE) Consensus Panel. *Rare Cancers Europe (RCE) methodological recommendations for clinical studies in rare cancers: a European consensus position paper [Ann. Oncol. 2015; 26: 300]*

P. Casali, L. Licitra. *Consenso informato e paternalismo: il paziente a prognosi altamente sfavorevole [Bioetica 1998; VI: 284]*

P. Casali, L. Licitra et al. *Quality of life assessment and clinical decision-making [Ann. Oncol. 1997; 8: 1207]*

P. Casali, L. Licitra, A. Santoro. *Metodologia clinica in oncologia*

P.G. Casali, A. Trama (eds.). *Rare cancer agenda 2030 - Ten recommendations from the EU Joint Action on Rare Cancers*

P.G. Casali, M. Vyas; European Society for Medical Oncology (ESMO). *Data protection and research in the European Union: a major step forward, with a step back [Ann. Oncol. 2021; 32: 15]*

C. Castellaneta, A. Marzo Magno. Storia di Milano - Dalle origini ai giorni nostri

R. Charon. Narrative medicine - Honoring the stories of illness / Medicina narrativa - Onorare le storie dei pazienti

G. Colombo. Il perdono responsabile - Perché il carcere non serve a nulla

G. Cosmacini. L'arte lunga - Storia della medicina dall'antichità a oggi

D. Costantini, U. Garibaldi, M.A. Penco. Introduzione alla statistica - I fondamenti dell'argomentazione incerta

J. Cowls, L. Floridi. Prolegomena to a white paper on an ethical framework for a good AI Society (June 19, 2018) [SSRN 2018]

J. Curtis. The Cyrus cylinder and ancient Persia - A new beginning for the Middle East

C.R. Darwin. On the origin of species by means of natural selection, or the preservation of favoured races in the struggle for life / L'origine delle specie

B. Dawson, R.G. Trapp. Basic & clinical biostatistics

B. de Finetti. Filosofia della probabilità

O. de Gouges. Déclaration des droits de la femme et de la citoyenne / Dichiarazione dei diritti della donna e della cittadina

F.J. de Goya y Lucientes. El tres de mayo de 1808 en Madrid

P.-S. de Laplace. Théorie analytique des probabilités

A. De Paz. La rivoluzione romantica - Poetiche, estetiche, ideologie

Déclaration des droits de l'homme et du citoyen / Dichiarazione dei diritti dell'uomo e del cittadino

A. Del Bono (a cura di). La tregua di Natale - Lettere dal fronte

J.C. Denny, F.S. Collins. Precision medicine in 2030 - Seven ways to transform healthcare [Cell 2021; 184: 1415]

V.T. DeVita Jr., T.S. Lawrence, S.A. Rosenberg (eds.). Devita, Hellman, and Rosenberg's Cancer - Principles and practice of oncology

M. Di Sivo, C. Balducci. Patient-centered care approach - Strategie per la progettazione di un'unità di degenza umanizzata

A. Diaz. Bollettino di guerra n. 1268

Diogene Laerzio. Βίοι καὶ γνῶμαι τῶν ἐν φιλοσοφίαι εὐδοκιμησάντων / Vite e dottrine dei più celebri filosofi

B. Djulbegovic, G.H. Guyatt. Evidence vs consensus in clinical practice guidelines [JAMA 2019; 322: 725]

B. Djulbegovic, G.H. Guyatt. *Progress in evidence-based medicine: a quarter century on [Lancet 2017; 390: 415]*

A. Donabedian. *The quality of care - How can it be assessed? [JAMA 1988; 260: 1743]*

S. Drescher. *Abolition - A history of slavery and antislavery*

A. Einstein. *Über die spezielle und die allgemeine relativitätstheorie (gemeinverständlich) / Relatività - Esposizione divulgativa*

D.D. Eisenhower. *Farewell radio and television address to the American people - January 17, 1961 [Public papers of the Presidents of the United States - Dwight D. Eisenhauer - 1960-61]*

E.J. Emanuel, D. Wendler, C. Grady. *What makes clinical research ethical? [JAMA 2000; 283: 2701]*

Epicuro. *Ἐπιστολή πρός Μενοικέα / Lettera a Meneceo sulla felicità*

Epicuro. *Gnomologium Vaticanum Epicureum / Gnomologio vaticano*

Epitteto. *Ἐγχειρίδιον / Manuale*

Evidence-Based Medicine Working Group. *Evidence-based medicine - A new approach to teaching the practice of medicine [JAMA 1992; 268: 2420]*

O. Fallaci. *Niente e così sia*

Federazione Nazionale degli Ordini dei Medici Chirurghi e degli Odontoiatri. *Codice di deontologia medica*

A.R. Feinstein, R.I. Horwitz. *Problems in the "evidence" of "evidence-based medicine" [Am. J. Med. 1997; 103: 529]*

V. Ferrone. *Il mondo dell'illuminismo - Storia di una rivoluzione culturale*

R.A. Fisher. *Statistical methods and scientific induction [J. R. Stat. Soc. Series B Stat. Methodol. 1955; 17: 69]*

R.A. Fisher. *Statistical methods for research workers*

L. Floridi. *The ethics of artificial intelligence - Principles, challenges, and opportunities / Etica dell'intelligenza artificiale - Sviluppi, opportunità, sfide*

U. Foscolo. *Dei sepolcri*

M. Foucault. *Surveiller et punir - Naissance de la prison / Sorvegliare e punire - Nascita della prigione*

Francesco. *Viaggio apostolico a Cipro e in Grecia: visita ai rifugiati presso il "Reception and Identification Centre" a Mytilene (5 dicembre 2021) [Francesco - Discorsi - 2021 - Dicembre]*

B. Freedman. *Equipoise and the ethics of clinical research [N. Engl. J. Med. 1987; 317: 141]*

S. Freud. Abriss der psychoanalyse / Compendio di psicoanalisi

S. Freud. Das unbehagen in der kultur / Il disagio della civiltà

H.J. Freudenberger. Staff burn-out [J. Soc. Issues 1974; 30: 159]

E. Fromm. The art of loving / L'arte di amare

Ø. Fuglerud, K. Larsen, M. Prusac-Lindhagen (eds.). Negotiating memory from the Romans to the twenty-first century: damnatio memoriae

Galileo Galilei. Lettera a Cristina di Lorena

A. Giardina (a cura di). Roma antica

E. Goffman. Asylums - Essays on the social situations of mental patients and other inmates / Asylums - Le istituzioni totali: i meccanismi dell'esclusione e della violenza

D. Grady, R.F. Redberg. Less is more: how less health care can result in better health [Arch. Intern. Med. 2010; 170: 749]

M.D. Grmek (a cura di). Storia del pensiero medico occidentale

S. Guarino. Rinascimento a Roma

I. Hacking. The emergence of probability - A philosophical study of early ideas about probability, induction and statistical inference / L'emergenza della probabilità - Ricerca filosofica sulle origini delle idee di probabilità, induzione e inferenza statistica

J.C. Harsanyi. Rule utilitarianism and decision theory [Erkenntnis 1977; 11: 25]

P.R. Helft, M. Siegler, J. Lantos. The rise and fall of the futility movement [N. Engl. J. Med. 2000; 343: 293]

F. Henckel von Donnersmarck. Das leben der anderen / Le vite degli altri

A. Heywood. Political ideologies - An introduction

J. Hoover. Best practices - Time management: set priorities to get the right things done

M.G.M. Hunink, M.C. Weinstein et al. Decision making in health and medicine - Integrating evidence and values

Institute of Medicine 2000. To err is human - Building a safer health system

M. Ishay. The history of human rights - From ancient times to the globalization era

A.R. Jonsen , M. Siegler, W.J. Winslade. Clinical ethics - A practical approach to ethical decisions in clinical medicine / Etica clinica - Un approccio pratico alle decisioni etiche in medicina clinica

J. Kabat-Zinn. Full catastrophe living - How to cope with stress, pain and illness using mindfulness meditation / Vivere momento per momento - Sconfiggere lo stress, il dolore, l'ansia e la malattia con la mindfulness

D. Kahneman. Thinking, fast and slow / Pensieri lenti e veloci

E.R. Kandel. The age of insight - The quest to understand the unconscious in art, mind and brain, from Vienna 1900 to the present / L'età dell'inconscio - Arte, mente e cervello dalla grande Vienna ai nostri giorni

I. Kant. Grundlegung zur metaphysik der sitten / Fondazione della metafisica dei costumi

I. Kant. Kritik der praktischen vernunft / Critica della ragion pratica

I. Kant. Kritik der reinen vernunft / Critica della ragion pura

G. Kasparov, M. Greengard. Deep thinking - Where artificial intelligence ends and human creativity begins / Deep thinking - Dove finisce l'intelligenza artificiale, comincia la creatività umana

A. Katsnelson. Momentum grows to make "personalized" medicine more "precise" [Nat. Med. 2013; 19: 249]

S. Kierkegaard. Aut-aut / Aut-aut

A. Kole, V. Hedley et al. Recommendations from the Rare 2030 Foresight Study - The future of rare diseases starts today

M. Kundera. Knhia smíchu a zapomnění / Il libro del riso e dell'oblio

R.T.H. Laennec. De l'auscultation médiate, ou traité du diagnostic des maladies des poumons et du coeur

J. Lederberg, A.T. McCray. 'Ome sweet 'omics - A genealogical treasury of words [Scientist 2001; 15: 8]

R.S. Ledley, L.B. Lusted. Reasoning foundations of medical diagnosis - Symbolic logic, probability, and value theory aid our understanding of how physicians reason [Science 1959; 130: 9]

G. Lemaître. The beginning of the world from the point of view of quantum theory [Nature 1931; 127: 706]

G. Leopardi. Canti

D.V. Lindley. Making decisions / La logica della decisione

W.J. Long, P. Brecke. War and reconciliation - Reason and emotion in conflict resolution

J. Loscalzo, A.S. Fauci et al. (eds.). Harrison's principles of internal medicine

T. Lucrezio Caro. De rerum natura / La natura delle cose

Magna carta libertatum

B. Malby, M. Anderson-Wallace. *Networks in healthcare*

J. Manktelow. *Manage your time*

Marco Aurelio. Τὰ εἰς ἑαυτόν / *Pensieri*

R. Martinelli, G. Puccinelli. *Lucca - Le mura del Cinquecento*

J. McCarthy, M.L. Minsky et al. *A proposal for the Dartmouth summer re-search project on artificial intelligence, August 31, 1955 [AI Magazine 2006; 27: 12]*

L. Mies van der Rohe. *Gli scritti e le parole (a cura di V. Pizzigoni)*

J.S. Mill. *Utilitarianism / L'utilitarismo*

C. Miłosz. *Poezje / Poesie*

C. Miłosz. *Zniewolony umysł / La mente prigioniera*

J.B. Morgagni. *De sedibus et causis morborum per anatomen indagatis*

C.L. Musatti. *Libertà e servitù dello spirito*

J. Neyman, E.S. Pearson. *On the problem of the most efficient tests of statistical hypotheses [Philos. Trans. R. Soc. A 1933; 231: 289]*

Paolo VI. *Il testamento di Paolo VI [Paolo VI - Discorsi - 1978 - Agosto]*

B. Pascal. *Pensées / Pensieri*

J. Pearl, D. Mackenzie. *The book of why*

B. Pillay, A.C. Wootten et al. *The impact of multidisciplinary team meetings on patient assessment, management and outcomes in oncology settings: a systematic review of the literature [Cancer Treat. Rev. 2016; 42: 56]*

Platone. Ἀπολογία Σωκράτους / *Apologia di Socrate*

Platone. Πολιτεία / *La repubblica*

A. Poirier. *Rive Gauche - Arte, passione e rinascita a Parigi, 1940-1950 / Left bank - Art, passion and the rebirth of Paris, 1940-50*

K.R. Popper. *The logic of scientific discovery / Logica della scoperta scientifica*

P. Portoghesi. *Roma barocca*

V.R. Potter. *Bioethics, the science of survival [Perspect. Biol. Med. 1970; 14: 127]*

M.F. Quintiliano. *Institutio oratoria / La formazione dell'oratore*

G. Ravasio. *Crespi d'Adda - Storia di una impresa*

A.S. Relman. *The new medical-industrial complex [N. Engl. J. Med. 1980; 303: 963]*

M.D. Resnik. *Choices - An introduction to decision theory / Scelte - Introduzione alla teoria delle decisioni*

G. Rizzolatti, C. Sinigaglia. *Specchi nel cervello*

C. Rugarli. *L'ABC del metodo clinico*

B. Russell. *Our knowledge of the external world / La conoscenza del mondo esterno*

D.L. Sackett, W.M.C. Rosenberg et al. *Evidence based medicine: what it is and what it isn't [BMJ 1996; 312: 71]*

U. Salwa (a cura di). *Milano nel tempo - Le trasformazioni della città dall'Ottocento ai giorni nostri*

A.L. Samuel. *Some studies in machine learning using the game of checkers [IBM J. Res. Dev. 1959; 3: 210]*

J.-P. Sartre. *L'existentialisme est un humanisme / L'esistenzialismo è un umanismo*

C. Saunders. *Hospice care [Am. J. Med. 1978; 65: 726]*

L.J. Schneiderman, N.S. Jecker, A.R. Jonsen. *Medical futility: its meaning and ethical implications [Ann. Intern. Med. 1990; 112: 949]*

E. Schrödinger. *Die gegenwärtige situation in der quantenmechanik [Naturwissenschaften 1935; 23: 807 / 23: 823 / 23: 844]*

L.A. Seneca. *De brevitate vitae / La brevità della vita*

L.A. Seneca. *Epistulae ad Lucilium / Lettere a Lucilio*

G.C.S. Smith, J.P. Pell. *Parachute use to prevent death and major trauma related to gravitational challenge: systematic review of randomised controlled trials [BMJ 2003; 327: 1459]*

A. Solženicyn. *Архипелаг ГУЛаг / Arcipelago GULag*

H. Spencer. *First Principles / I princìpi primi*

D. Spiegelhalter. *The art of statistics - Learning from data / L'arte della statistica - Cosa ci insegnano i dati*

Streptomycin treatment of pulmonary tuberculosis - A Medical Research Council investigation [Br. Med. J. 1948; 2: 769]

L. Todres, K.T. Galvin, I. Holloway. *The humanization of healthcare: a value framework for qualitative research [Int. J. Qual. Stud. Health Well-being 2009; 4: 68]*

E.J. Topol. *Deep medicine*

E.J. Topol. *Individualized medicine from prewomb to tomb [Cell 2014; 157: 241]*

L. Torre (a cura di). Il codice di Hammurabi

A.C. Tree, V. Harding et al. The need for multidisciplinarity in specialist training to optimize future patient care [Nat. Rev. Clin. Oncol. 2017; 14: 508]

H. Tristram Engelhardt Jr. The foundations of bioethics / Manuale di bioetica

D.M. Tutu. No future without forgiveness / Non c'è futuro senza perdono

A. Tversky, D. Kahneman. Judgment under uncertainty: heuristics and biases - Biases in judgments reveal some heuristics of thinking under uncertainty [Science 1974; 185: 1124]

P.A. Ubel, S. Goold. Recognizing bedside rationing: clear cases and tough calls [Ann. Intern. Med. 1997; 126: 74]

Universal declaration of human rights / Dichiarazione universale dei diritti umani

Vangelo secondo Giovanni

Vangelo secondo Luca

Vangelo secondo Matteo

P. Verspieren. Face à celui qui meurt - Euthanasie, acharnement thérapeutique, accompagnement

C. Volpato. Deumanizzazione - Come si legittima la violenza

H. von Arnim. Stoicorum veterum fragmenta / Stoici antichi - Tutti i frammenti raccolti da Hans von Arnim (a cura di R. Radice)

J. von Neumann, O. Morgenstern. Theory of games and economic behavior

N. Warburton. Philosophy: the basics / Il primo libro di filosofia

D. Wendler. One-time general consent for research on biological samples [BMJ 2006; 332: 544]

D.T. Wessells Jr., A.H. Kutscher et al. (eds.). Professional burnout in medicine and the helping professions

J. Williamson. In defence of objective Bayesianism

World Health Organization. Constitution of the World Health Organization

World Health Organization. International statistical classification of diseases and related health problems - 11th ed. (ICD-11)

World Health Organization. Universal health coverage (UHC)

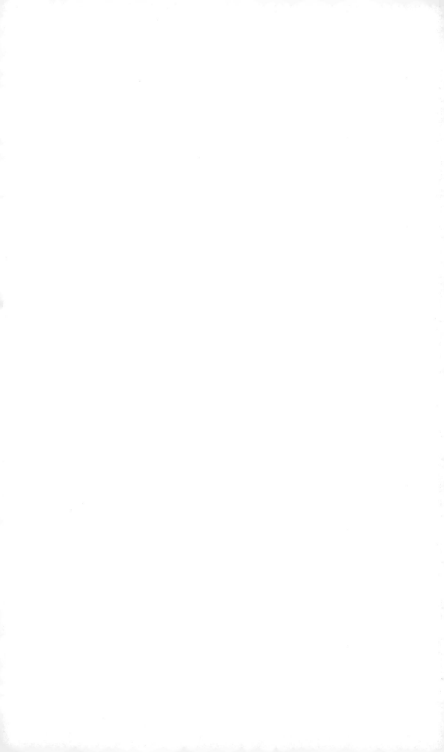

Paolo Giovanni Casali è medico oncologo all'Istituto Nazionale Tumori di Milano (cui saranno destinati i proventi di questo opuscolo) e insegna oncologia medica all'Università Statale. Si occupa di pazienti con sarcomi, cerca di perseguire la causa dei tumori rari, ha qualche speranza nell'avanzamento del metodo nella decisione clinica e nella ricerca clinica.

Printed in Great Britain
by Amazon

34611260R00061